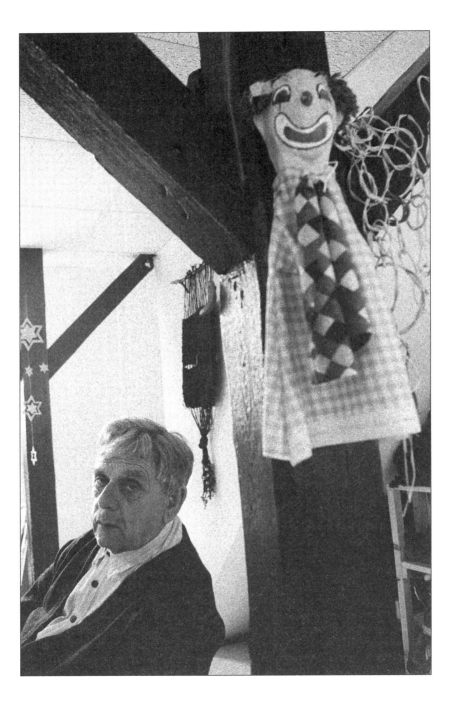

Protokolle

Dietmar Börnert, Jan Cantow,
Werner Künzel, Martina Weyrauch (Hg.)

Die Grenzen des Machbaren

Bioethik in Medizin und Genforschung

Eine gemeinsame Tagung der Hoffnungstaler Anstalten Lobetal
und der Brandenburgischen Landeszentrale für politische Bildung
30. September und 1. Oktober 2004

Die Fachtagung „Die Grenzen des Machbaren – Bioethik in Medizin und Genforschung" die gemeinsam von den Hoffnungstaler Anstalten Lobetal und der Brandenburgischen Landeszentrale für politische Bildung am 30.09. und 1.10.2004 veranstaltet wurde, ist eingebettet in den gesellschaftlichen Diskurs über die wissenschaftlichen Möglichkeiten der Biomedizin und Genforschung im Spannungsfeld ethischer Verantwortbarkeit.

Die Biomedizin eröffnet neue Möglichkeiten zur Behandlung bisher unheilbarer Krankheiten. Moderne Medizin und Genforschung versetzen die Menschheit aber auch zunehmend in die Lage, Leben nach eigenem Belieben zu formen. Ohne ethische Grundsätze kann die Gesellschaft diese Entwicklung nicht unbeschadet überstehen.

Die Gottesebenbildlichkeit des Menschen ist im Christentum ein Zentralbegriff der besonderen Würde menschlichen Lebens, in dessen Traditionszusammenhang auch
Artikel 1, Absatz 1 Grundgesetz zur Menschenwürde steht. Jeder Mensch ist einmalig und besitzt vor Gott und den Menschen einen eigenen Wert. Kein Mensch hat das Recht und die Kompetenz, Wert und Unwert des Lebens an der eigenen Vorstellung zu messen.

Dafür wurde gerade in Lobetal immer gestritten. Als Hitler zu Beginn des zweiten Weltkrieges heimlich die Tötung kranker Menschen anordnete, ohne Einbeziehung der Betroffenen und deren Angehörigen, ohne Rechtsgrundlage und Begründung, stellte sich der Leiter der Hoffnungstaler Anstalten Lobetal Pastor Paul Gerhard Braune dagegen. Er verfasste und unterschrieb persönlich eine Denkschrift, die sich gegen das als „Euthanasie" bezeichnete mörderische Unternehmen richtete. Diese Denkschrift übergab er mehreren Reichsministerien und Hitlers Reichskanzlei. Durch seinen Einsatz wurden die gefährdeten Insassen der Heime vor der Vernichtung bewahrt.

Dieser „Geist des Ortes" Lobetal sollte wieder in Erinnerung gebracht werden und uns während dieser Tagung begleiten. Mit den Grenzen des Machbaren hat man es sich in Lobetal nie einfach gemacht – so oder so.

Die Herausgeber

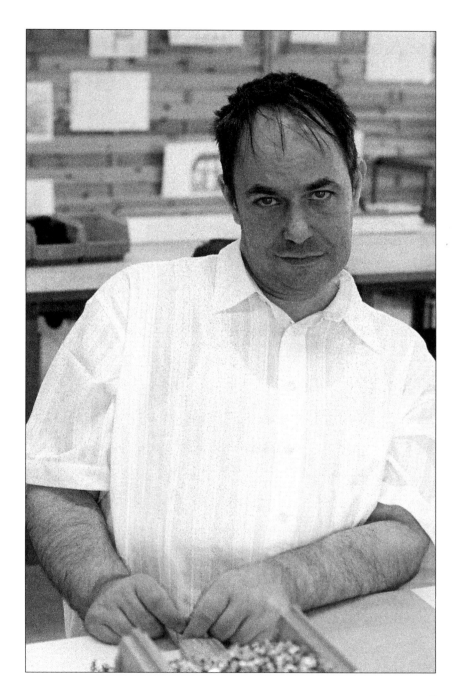

Friedrich Schophaus
Eröffnung 9

Ulrich Eibach
Menschenwürde an den Grenzen des Lebens 12
Ethische Überlegungen aus christlicher Sicht

Ingolf Hübner
Diakonie und Bioethik 36

Katrin Grüber
Menschenwürde und Forschungsinteressen 48

Uwe Kaminsky
Zwischen Rassenhygiene und Biotechnologie 60
Das Fortwirken der Eugenik am Beispiel der
Evangelischen Kirche 1945 bis 1969

Margret Hamm
Zwangssterilisiert oder „euthanasie"-geschädigt" zu sein 78
– Eine Stigmatisierung, die geblieben ist

Reinhard Gabbert
Standpunkte von Eltern mit behinderten Kindern 88
zur aktuellen Bioethikdebatte

Magret Schlüter
Politikfeld Bioethik 94

Brigitte Huber
Zwischen Selektion und Anerkennung. 100
Wie perfekt muss der Mensch sein?

Ursula Röpell, Anette Niggemann
Zum Wohle des Kindes? 116
Wenn Menschen mit einer geistigen
Behinderung Kinder bekommen

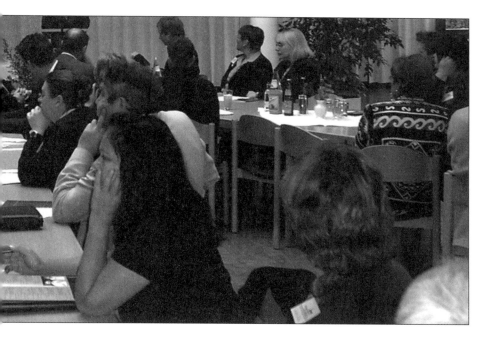

Stefan Gloede fotografierte die Bewohner
der Hoffnungstaler Anstalten im Herbst 2004.

Friedrich Schophaus

Eröffnung

Vor gut einer Woche haben wir des 50. Todestages von Pastor Paul Gerhard Braune gedacht, der in der Zeit des Nationalsozialismus – nach anfänglich anderer Einschätzung – deutlich Stellung bezogen hat gegen die Ideologie des „unwerten Lebens" mit der Konsequenz der Euthanasie. Zusammen mit Pastor von Bodelschwingh leistete er dem barbarischen Euthanasie-Programm entschlossenen Widerstand. Nach mehreren ergebnislosen Interventionen bei der Reichskanzlei verfasste er im Juli 1940 seine berühmte Denkschrift, in der er die Tötung Geistigbehinderter nachwies. Er trug dazu bei, dass sich die Proteste der kirchlichen Kreise gegen die Euthanasie häuften und energischer wurden.

So war der 50. Todestag Paul Gerhard Braunes keine Gedenkfeier, sondern eine Ermutigung, wachsam zu sein, dass solchen Schieflagen, die zu unsäglichen Verbrechen führen können, von den Anfängen her gewehrt wird. Dies ist auch das zentrale Anliegen der Fachtagung zur Bio-Ethik in Medizin und Genforschung: „Die Grenzen des Machbaren".

Es geht darum, deutlich zu machen, dass nicht alles gemacht werden darf, was gemacht werden kann.

Ja, die Biomedizin eröffnet neue Möglichkeiten, z. B. zur Früherkennung oder zur Behandlung bisher unheilbarer Krankheiten. Wir werden in die Lage versetzt, bisher Unvorstellbares, nicht im Entferntesten Gedachtes, auf den Weg zu bringen oder in die Tat umzusetzen. Zugleich sind damit aber auch Versuche möglich, Leben nach eigenem Belieben und nach Interessen geleitetem Nutzen zu formen. Und da besteht die Gefahr, diese Entwicklung nicht unbeschadet zu überstehen.

Selektion ist möglich – doch niemand hat das Recht, wertes oder unwertes Leben festzusetzen und an der eigenen Vorstellung zu messen. Zumindest für uns Christen gilt: „Jeder Mensch ist einmalig und besitzt vor Gott und den Menschen einen unverbrüchlichen Wert, eine verliehene Würde."

Hölderlin hat einmal gesagt: „Wo aber Gefahr ist, wächst das Rettende auch." Der Gefahr sind wir uns bewusst, die in allem medizinisch Möglichen steckt. Die Rettung wächst, wenn immer wieder Menschen ihre Stimme erheben und darauf hinweisen, wo die Grenzen des Machbaren sind.

Das geschieht auf der Fachtagung mit verschiedenen Referaten und Diskussionen. Es geht um
- die Frage der Menschenwürde an der Grenze des Lebens,
- das Interesse der Forschung,
- Zwangssterilisation und Euthanasie,
- die Frage nach der Perfektion des Menschen („Selektion").

Ein aktueller Aspekt hat nach meiner Auffassung bei all diesen Problemkreisen besonderes Gewicht. Um drohende Schieflagen abzuwenden, ist der Blick auch zu richten auf den Beginn des Lebens, auf die Diagnostik vor der Geburt oder vor der Implantation befruchteter Eizellen. Die Gefahr besteht, dass das jetzt vorherrschende Gesetz des Lebens angewandt wird auf einen Kreis vom nicht Geborenen bis hin zum Sterbenden, ich meine das olympische Denken: nur die Besten, Größten, Schnellsten, Gesundesten, Härtesten werden akzeptiert und gebraucht, haben letztlich eine Lebensberechtigung. Assessmentcenter, Management-Audits und ähnliche Methoden zur Auslese werden herangezogen. Wenn Menschen erfahren, „selektiert" zu werden in Schule und Beruf, an allen wichtigen Stellen ihres Lebens, dann werden sie dieses Denken nicht ausschalten können. Wenn Menschen das Recht auf Arbeit genommen wird, weil sie langsamer, schwächer oder nur älter geworden sind, dann kommt das Nützlichkeitsdenken insgesamt in den Blick. Und es wird deutlich, dass dieses Denken nicht wie ein Schicksal über uns kommt.

Die Würde des Menschen steht auf dem Prüfstand – während der Phasen des Geborenwerdens und des Sterbens, aber auch und vor allem in der Lebensmitte.

Gibt es ein Leben nach der Geburt und vor dem Tod? Die Würde des Menschen wird in diesen Phasen besonders in Frage gestellt, wie sie auch in der Lebensmitte der Menschen in Gefahr ist (es entspricht auch nicht der Würde des Menschen, dass die Armut zunimmt oder dass täglich mehrere zehntausend Menschen vor Hunger sterben). Die Beantwortung dieser Frage nach dem menschenwürdigen Leben entscheidet mit darüber, wie mit Embryonen und Föten umgegangen wird oder mit Menschen, deren Leben sich dem Ende zuneigt.

Wenn wir sonst von ganzheitlicher Betrachtung reden, dann ist es in diesem Falle sicherlich wichtig, dass das menschenwürdige Leben auch den menschenwürdigen Umgang in den Lebensphasen nach der Geburt und vor dem Tod im Blick hat.

Nach biblischem Verständnis ist das Menschsein nicht abgeleitet aus bestimmten Fähigkeiten des Menschen wie Selbstbewusstsein, Lebenswille, Genuss, Fähigkeit oder Nützlichkeit für die Gesellschaft, sondern allein aus dem Schöpfungshandeln Gottes, der die Menschen ins Leben ruft.

Ich zitiere aus einer Predigt von Paul Gerhard Braune: „Wer in seinem Leben nicht an Gott glaubt und ihn nicht fürchtet, gerät ohne weiteres hinein in die Furcht vor den Menschen. Das ist die Katastrophe unserer Tage, dass wegen verlorengegangener Gottesfurcht die Menschenfurcht so groß geworden ist." Damit verbunden sind eben unser Menschenbild und der Inhalt unserer Wertevorstellung.

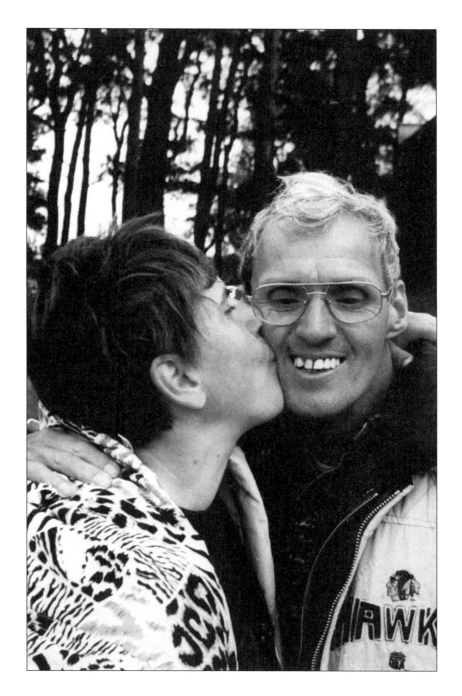

Ulrich Eibach

Menschenwürde an den Grenzen des Lebens
Ethische Überlegungen aus christlicher Sicht

1. Wachsende Verfügungsmacht über menschliches Leben
Die neuen technischen Möglichkeiten, über das biologische Leben zu verfügen, lassen die Vorstellung aufkommen, Leben müsse vollkommen nach den Wünschen der Menschen planbar sein. Die einen halten das für einen uneingeschränkten Fortschritt, da er die Freiheitsmöglichkeiten des Menschen gegenüber der Natur immer mehr erweitert, den Menschen immer weniger dem „Schicksal" und den Bedingungen der Natur unterwirft und ihn so immer freier und selbstbestimmter werden lässt. Mehr Herrschaft über seine Natur bedeute immer mehr Freiheit, mehr Selbstbestimmung und – da diese die Würde des Menschen ausmachen sollen – auch mehr Humanität, insbesondere weil sie die Leiden am Leben, die Krankheiten und andere Leiden, stetig mindere und so das Glück der Menschen steigere. Dass diese neuen Entscheidungs- und Handlungsmöglichkeiten den Menschen auch seelisch überfordern, ja auch neue Zwänge verursachen, wird bei dieser Sicht meist negiert.[1] Sicher stoßen diese neuen Möglichkeiten der Biomedizin meist auch auf schon vorhandene Erwartungshaltungen von Menschen, zugleich steigert die Medizin durch ihre Angebote aber diese Erwartungshaltungen oder erzeugt sie möglicherweise auch erst, bis hin zur Fiktion, menschliches Leben könne von unerwünschten Krankheiten und Leiden durch biomedizinische Verfahren ganz befreit werden. Damit werden Krankheiten und Leiden fast nur noch unter dem Blickwinkel des „technischen Wegmachens" betrachtet. Eine Folge davon ist, dass Menschen immer weniger bereit und fähig sind, ein unerwünschtes schweres Lebensgeschick auch zu tragen oder gar anzunehmen, es also nicht nur von der Möglichkeit des „Wegmachens" her zu betrachten.

1.1 Zur Planbarkeit des Lebens am Lebensbeginn
Aus den zahlreichen biomedizinischen Möglichkeiten, menschliches Leben an seinem Beginn der Verfügungsgewalt des Menschen zu unterwerfen, sollen hier nur einige herausgestellt werden, an denen die ethische Grundproblematik am deutlichsten wird.

1.1.2 Pränatale Diagnostik
Bei bestimmten Formen der Pränataldiagnostik, insbesondere der genetischen, wird Diagnostik ohne Therapiemöglichkeit für das „diagnostizierte Objekt", also den Fötus oder Embryo, betrieben. Dies ist, wenn sie ethisch gebilligt wird, ein ethisches Novum in der Medizin. Gleichzeitig

nötigt die Diagnose dazu, ein Urteil über Leben und Tod des Kindes, also so etwas wie ein Urteil über den Lebenswert oder den Lebensunwert eines Lebens zu fällen, indem andere den Wert dieses Lebens am Maßstab der Zumutbarkeit, also letztlich des Nutzens oder Schadens für sich, bemessen. Wie immer man dieses Problem der vorgeburtlichen Diagnostik dreht und wendet, man kommt nicht um die Erkenntnis herum, dass mit der Diagnose zur Selektion kranken und behinderten Lebens, also zur vorgeburtlichen Tötung von Leben, herausfordert wird, das als für andere nicht „zumutbar" und damit als nicht „lebenswert" eingestuft wird. Darin dürfte das ethische Hauptproblem der vorgeburtlichen Diagnostik wenigstens dann liegen, wenn diese mit der eindeutigen Absicht durchgeführt wird, krankes Leben zu erkennen und es dann abzutreiben. Dies ist ganz insbesondere der Fall, wenn die Risikoträger für die Geburt eines kranken Kindes eine „Schwangerschaft auf Probe" eingehen, also bewusst ein Kind zeugen mit der festen Absicht, es dann, wenn das Kind Träger der Krankheit sein wird, abzutreiben. Und es ist ebenso eindeutig bei der Präimplantationdiagnostik (PID)[2], also der Zeugung von Embryonen durch künstliche Befruchtung außerhalb des Mutterleibs (IVF), ihrer genetischen Testung und der daraufhin erfolgenden Selektion der Träger einer genetischen Erkrankung gegeben. Würde man die Schwangerschaft auf Probe und die PID ethisch und rechtlich billigen, so käme dies der ethischen und rechtlichen Anerkennung gleich, dass es „lebensunwertes" Leben gibt, das nicht unter dem unbedingten Schutz der Menschenwürde steht und für das das Tötungsverbot nicht unbedingt gilt. Dies widerspräche dem Artikel 3.3 des Grundgesetzes (GG), der u.a. eine Diskriminierung wegen Krankheit und Behinderung untersagt.

Diese „Zumutbarkeitsethik" macht die Intereressen anderer zum Maßstab dafür, ob ein menschliches Leben ein uneingeschränktes Lebensrecht hat. Damit werden im Grunde diese anderen zum „therapeutischen Objekt", was wiederum ein ethisches Novum in der Medizin ist, da das diagnostizierte und das zu therapierende Objekt in der Medizin ansonsten identisch sind oder sein sollen und zudem sonst fast immer ein Individuum sind. Die Ausweitung des Begriffs des „therapeutischen Objekts" auf eine soziale Größe – die zuletzt auch die Gesellschaft sein kann – ist äußerst problematisch, weil dann der Schutz der Interessen dieser Größe über den Schutz des Lebens des einzelnen gesetzt und zugleich mit seinem Lebensrecht die Menschenwürde angetastet wird, es sei denn, man behauptet, dem Menschenleben, das getötet wird, kommt noch keine – nie oder nicht mehr – Menschenwürde zu. Das würde bedeuten, dass der Schutz des Lebens nach Artikel 2 des GG vom Schutz der Menschenwürde abzukoppeln ist und dass ihre Beachtung nicht mehr primär im Schutz des Lebens konkret wird. Damit stehen wir vor der entscheidenden Neuinterpretation des GG, die nicht minder gefährlich ist als die Ausweitung des Begriffs des „therapeutischen Objekts" auf eine soziale Größe. Dies ist deutlich bei der sogenannten „prädikativen" Medizin, also der Vorhersage von Krankheiten, die erst im fortgeschrittenen Leben auftreten, aus der Analyse des Genoms. Menschen mit solchen Krankheiten leben in der Regel nicht mehr bei ihren Eltern. Man kann daher nur behaupten, dass ein solches Leben für die betreffenden selbst oder für die Gesellschaft, die sie behandeln und pflegen muss, nicht „zumutbar" ist. Der Verdacht ist al-so nicht ganz von der Hand zu weisen, dass die pränatale, insbesondere die genetische Diagnostik nicht nur in den Dienst individueller, sondern auch wiederum in den Dienst gesellschaftlicher Interessen gestellt und dann der Wert menschlichen Lebens am Nutzen bzw. Schaden für die Gesellschaft gemessen wird.

1.1.2 Spätabtreibungen und Neonatologie

Wenn anerkannt wird, dass es Menschenleben gibt, das man anderen, sei es der Frau, der Familie oder auch der Gesellschaft, nicht zumuten kann, dann stellt sich natürlich die Frage, warum dies nur im vorgeburtlichen Bereich und hier vielleicht auch nur bis zu einem bestimmten Zeitpunkt, etwa dem der extrauterinen Lebensfähigkeit, erlaubt sein soll. Wenn die Zumutbarkeit die primäre Rechtfertigung für eine Tötung liefern soll, dann – darin ist Peter Singer und anderen Recht zu geben – muss man festhalten, dass ein Leben für andere nicht dadurch zumutbar wird, dass eine bestimmte Frist in der Lebensentwicklung überschritten ist, letztlich auch nicht dadurch, dass es geboren ist. Daher wird in der Regel neben der fehlenden Lebensqualität und der daraus resultierenden Belastung für die Eltern insgeheim noch die Theorie von der je nach Entwicklungsgrad des Lebens abgestuften Schutzwürdigkeit menschlichen Lebens zur Rechtfertigung der Abtreibung eingeführt. Danach steigt der Wert menschlichen Lebens mit seiner fortschreitenden Entwicklung und erreicht irgendwann im Laufe dieser Entwicklung – vor oder nach der Geburt – das Stadium, in dem es soviel Lebensqualitäten hat, dass ihm Menschenwürde zugebilligt werden muss. Diese Theorie vom abgestuften Lebensschutz besagt, dass die Menschenwürde nicht zugleich mit dem biologisch-menschlichen Leben gegeben ist, dass biologisch menschliches Leben erst zum Menschen wird, es insofern eine Entwicklung zum Menschen und nicht nur eine Entwicklung als Mensch gibt. Auch die Theorie vom abgestuften Lebensschutz, vom Werden zum Menschen setzt „Lebensunwerturteile" aus sich heraus.

Die Frage, warum etwa nach der gegebenen Lebensfähigkeit außerhalb des Mutterleibs oder nach der Geburt verboten sein soll, was vorher erlaubt ist, stellt sich unausweichlich in der pränatalen Medizin und der Neugeborenenmedizin. Das Zusammenfallen von Geburt und Tod, von guter Hoffnung und jähem Ende ist an sich schon ein Widerspruch, der für die Frau und oft auch den Mann nicht selten eine traumatisierende Belastung darstellt. Dass in der pränatalen Medizin Geburten von Menschen mit dem Ziel der Tötung eingeleitet werden, verschärft diesen Widerspruch, lässt das „malum physikum", das natürliche lebenszerstörende Übel, zugleich auch zu einem „malum morale", einem moralischen Übel, werden, das nicht nur das Gewissen der Frau bzw. des Paares, sondern auch des handelnden medizinischen Personals sehr belastet. Bis vor wenigen Jahren führten Spätabtreibungen häufig zu Lebendgeburten. Die Kinder verstarben manchmal in den Armen der Mütter, wurden aber meist in einem anderen Raum gebracht und dort pflegerisch versorgt, bis sie nach mehr oder weniger langer Zeit verstarben. Als die Problematik der Spätabtreibungen mit Lebendgeburt in die öffentliche Diskussion geriet, hat man diese Praxis in fast allen Kliniken dahingehend geändert, dass auch bei der geringsten Möglichkeit einer Lebendgeburt vorher ein Fetozid im Mutterleib durchgeführt wird, damit es nur zu Totgeburten kommt. Immer wieder kommen Frauen erst zu einer Zeit in eine Spezialklinik, in der eine Lebensfähigkeit schon gegeben ist. Dann stellt sich bei der Feststellung einer mehr oder weniger schweren Krankheit die Frage, ob man der Frau nur deshalb, weil eine bestimmte Zeit überschritten ist, einen gewünschten Abbruch der Schwangerschaft verweigern und wie man dies der Frau begründen kann. Es ist schwer zu vermitteln, dass eine zwei bis drei Wochen weitere Lebensentwicklung den Unterschied zwischen „Töten-dürfen" und „Leben-lassen-müssen" begründen soll, und noch mehr, dass das Leben mit einem behinderten Kind dadurch „zumutbarer" wird.

Dieselbe Fragestellung kann man nun auch auf die Behandlung von frühst und schwer behindert geborenen Kindern ausdehnen, die spontan oder durch Kaiserschnitt zu Welt kamen und nun auf der Intensivstation behandelt werden. Bedenkt man, dass sie oft nicht oder nicht viel älter sind, als die Kinder, bei denen eine Abtreibung durchgeführt wurde und dass sie oft viel schwere Behinderungen als die letzteren haben, dann wird jedem kundigen Betrachter die Widersprüchlichkeit medizinischen Handelns deutlich. Auf dem Hintergrund der Spätabtreibungen kann es nicht verwundern, dass man nun – wenn auch noch nicht in Deutschland – in der Neonatologie ähnliche Wege beschreitet.

In Zürich hat man ein solches Modell für die unbestritten sehr schwierigen Entscheidungen in der Behandlung frühst geborener und möglicherweise schwer behinderter Kinder[3] entwickelt –, das davon ausgeht, dass nicht primär der Verzicht, sondern der Einsatz intensivtherapeutischer Maßnamen ethisch zu rechtfertigen ist. Dieser „Umkehr der Beweislast" entspricht es, dass man sich entschieden hat, für Kinder, die vor der 26. Schwangerschaftswoche geboren werden, keine intensivtherapeutischen Behandlungen durchzuführen, da bei ihnen die Risiken sehr hoch sind (bis über 50%), mit schweren hirnorganischen Schädigungen zu überleben. Ausschlaggebend soll das zukünftige Wohlergehen des Kindes sein, es soll „ein ‚eigenes' Leben in Abhängigkeit führen können". Das Kind soll also über so viel geistige Fähigkeiten verfügen, dass es sich selbst bestimmen kann und nur aufgrund seiner körperlichen Beeinträchtigungen unabdingbar auf die Hilfe anderer Menschen angewiesen ist. Platt ausgedrückt heißt das: Bei einer zu erwartenden bloß schweren körperlichen Behinderung ist in der Regel immer zu behandeln, nicht jedoch bei ernsthaften hirnorganischen und daher seelisch-geistigen Behinderungen. Bei diesen Kriterien ist letztlich doch ein „hirnzentriertes" rein rationalistische Menschenbild leitend, das sich mit dem Urteil verbindet, dass es sich bei hirnorganisch schwer behindertem Leben um ein für es selbst nicht zumutbares „lebens-unwertes" Leben handelt. Das Modell bedeutet im Grunde, dass nicht die Lebensbewahrung, sondern die Vermeidung von Menschenleben mit deutlichen hirnorganisch bedingten seelisch-geistigen Beeinträchtigungen oberstes Kriterium des Entscheidens und Handelns wird. Dabei sind letztlich doch über das Kindswohl hinaus auch die gewünschten sozialökonomischen Folgen im Blick. Daher verwundert es nicht, dass man auch bereits Berechungen durchgeführt hat, wie viel Kosten der Gesellschaft durch die Praktizierung des Modells erspart werden.

1.2 Zur Planbarkeit des Lebens am Lebensende
Moralische und rechtliche Entscheidungen, die in einem Bereich des Lebens als möglich oder gar richtig anerkannt werden, können in anderen, ähnlich gelagerten Lebensbereichen nicht grundsätzlich falsch sein. Wenn das Leben an seinem Beginn menschlicher Verfügung mehr oder weniger total unterworfen wird, nach menschlichen Wünschen planbar sein soll, warum dann nicht auch am Lebensende? Wenn am Lebensbeginn Lebensunwerturteile über anderes Menschenleben mehr oder weniger hingenommen oder auch als erlaubt betrachtet werden, warum dann nicht auch bei erwachsenen Menschen? Das Verbot der Selbsttötung gilt als eines der letzten religiös begründeten „Tabus" in säkularen Gesellschaften. In dem Maße, in dem eine empirisch verstandene Autonomie als der primäre oder gar alleinige Inhalt der Menschenwürde nach Art. 1.1 des GG verstanden wird, wird daraus die uneingeschränkte Selbstverfügung des Menschen über sein Leben gefolgert, der Mensch als Herr und Besitzer sein Lebens betrachtet. Der Bonner Staatsrechtler Matthias Herdegen[4] hat daher in dem neuen Kommentar zu Art.1.1 GG aus der Menschenwürde erstmals ein positives Recht auf Selbsttötung abgeleitet. Eine Beschränkung des Verfügungsrechts über sein Leben zum Tod widerspreche der Autonomie, die der Inhalt der Menschenwürde sei. Im Grunde müsste man daraus auch ein Recht auf Beihilfe zur Selbsttötung und zur Tötung auf Verlangen ableiten. Treffend hat schon Jean Paul diese Sicht des Men-

schen in seinem Roman „Siebenkäs" (1796/97) in der „Rede des toten Christus vom Weltgebäude herab, dass kein Gott sei" so beschrieben: „Ach, wenn ein jedes Ich sein eigener Vater und Schöpfer ist, warum kann es nicht auch sein eigener Würgeengel sein?" Friedrich Nietzsche zog aus seiner Rede vom Tode Gottes und der ihr entsprechenden Behauptung, dass der Mensch deshalb sein eigener Gott sein müsse, die Folgerung (Also sprach Zarathustra, 1885), dass man die „dumme physiologische Tatsache" des naturbedingten Todes zur Tat der Freiheit werden lassen solle: „Ich lobe mir den freien Tod, der kommt, weil ich will", und nicht, weil die „Natur" oder „ein Gott" es will. Ähnlich hat es der amerikanische Ethiker Joseph Flechter ausgedrückt: Der selbstbestimmte Todeszeitpunkt „ist wie die Geburtenkontrolle eine Angelegenheit menschlicher Würde. Ohne sie wird der Mensch zur Marionette der Natur", und das sei des Menschen unwürdig.[5] Die Forderung nach einem Recht auf Selbsttötung ist eine zwangsläufige Konsequenz dessen, dass der säkulare Mensch nicht wollen kann, „dass Gott Gott ist", sondern er sein eigener Gott sein will und muss (M.Luther).

Fast alle Befürworter eines Rechts auf Selbsttötung begründen diese auch damit, dass Umstände eintreten können, aufgrund deren das eigene Leben nicht mehr „zumutbar", nicht mehr wert ist, gelebt zu werden, also mit einem „Lebensunwerturteil"[6]. Gerade ein solches Urteil stellt ja eine geistige Totalverfügung, ein „Letzturteil" des Menschen über sein eigenes Leben dar. Wenn sich dieses Recht aus der Autonomie ergibt, dann schließt es im Grunde auch ein, dass der Mensch befugt ist, dieses Letzturteil über sein Leben durch sein Handeln zu vollziehen und, wenn er das nicht mehr kann, dazu auch die Hilfe anderer in Form einer Beihilfe zur Selbsttötung in Anspruch zu nehmen dürfen, wenigstens sofern diese Helfer dies freiwillig tun. Das eigentliche Problem eines Rechts auf Selbsttötung liegt also – wenigstens nach christlich-ethischer Sicht, nach der nur Gott eine derartige letztgültige Beurteilung des Lebens zusteht – gerade in der grundsätzlichen Anerkennung dessen, dass der Mensch sein Leben in einem geistigen Akt letztgültig als für sich menschenunwürdig und lebensunwert einzustufen das Recht haben soll, dass es mithin „lebensunwertes Leben" gibt. Denn wenn es dieses nach subjektivem Ermessen gibt, dann muss man auch anerkennen, dass es objektiv gesehen „menschenunwürdiges" und „lebensunwertes" Leben gibt. Wenn es derart „menschenunwürdiges" Leben gibt, dann ist es inkonsequent, Euthanasie, einen Gnadentod denen nicht zu gewähren, die nicht mehr darum bitten können oder die vergessen haben, das vorsorglich festzulegen, z.B. in einer Patientenverfügung. Hier öffnet die „dubiose" juristische Konstruktion des „mutmaßlichen Willens" und gegebenenfalls auch der Rekurs auf angeblich allgemeine und „rational" begründbare Wertüberzeugungen die Türen zu weitergehenden Überlegungen wie denen, dass eigentlich kein vernünftig denkender Mensch unter solchen „menschenunwürdigen" Umständen leben möchte. Welcher Mensch möchte z.B. schon im Zustand einer fortgeschrittenen Alzheimer-Demenz leben? Soll dann das „rationale" Urteil der Mehrheit der „aufgeklärten Allgemeinheit" festlegen, ab wann es sich im Verlauf der Krankheit um ein „lebensunwertes Leben" handelt, in dem kein „vernünftiger" Mensch mehr leben will? Ist erst einmal die entscheidende Weichenstellung in der Gesellschaft vollzogen, dass es ein „menschenunwürdiges" und „lebensunwertes" Leben gibt, so liegt dieser Schritt nahe. Zuerst entscheidet der Betroffene selbst, wann sein Leben nicht mehr „lebenswert", sondern „tötenswert" sein soll, dann entscheiden andere nach seinem „mutmaßlichen" Willen – der als „gemutmaßter" Wille mehr über den Willen der anderen als den des Betroffenen aussagt, dann entscheidet die „Allgemeinheit" nach Kriterien, die sie für rational und „vernünftig" hält und die sich auch immer mehr mit dem „ökonomisch Vernünftigen" decken werden. Und wenn sich die Belastungen der Gesellschaft durch die stetig zunehmende Zahl multimorbider und schwerstpflegebedürftiger, vor allem alter Menschen für die Gesellschaft immer weniger tragbar erweisen, dann ist nicht auszuschließen, dass die Gesellschaft eine „gelenkte Sterblichkeit" – wenn auch zunächst nur in der Form der Vorenthaltung von lebensnotwendigen medizinischen und pflegerischen Leistungen, dann aber auch eine „aktive Euthanasie" – nicht nur dulden, sondern auch Kriterien dafür festlegen wird. Zunächst wird das die Menschen treffen, die hirnorganisch schwer beeinträchtigt sind.[7]

1.3 Was ist das zentrale ethische Problem?

Wir stießen in den bisherigen Ausführungen immer auf die zentrale Frage, ob es menschenunwürdiges, lebensunwertes und nicht zumutbares Menschenleben gibt, dessen Geburt zu verhindern und Leben aktiv zu beenden Menschen das Recht haben sollen. Die Zusammenhänge zwischen der Tötung vor der Geburt und dem Töten nach der Geburt sind unverkennbar in dieser Kategorie des „menschenunwürdigen" und „lebensunwerten" Lebens gegeben. Zugleich ist die Gefahr offensichtlich, dass man den Lebenswert an der Zumutbarkeit für andere misst, dass mithin die Interessen anderer darüber entscheiden, ob ein Mensch überhaupt oder noch leben darf, also die Würde des Menschen in einen Gebrauchswert aufgelöst und über das Lebensrecht von Menschen nach Gesichtspunkten des Nutzens und Schadens entschieden wird. Dabei kann beim ungeborenen wie geborenen Leben überhaupt nicht ausgeschlossen werden, dass der Nutzen bzw. Schaden für die Gesellschaft schnell eine mehr oder weniger große Bedeutung bekommt. Das gibt Anlass zu prüfen, ob die heutigen theoretischen Grundkonzepte trotz stetiger gegenteiliger Beteuerung eines grundsätzlichen Unterschieds nicht viele Gemeinsamkeiten mit den Überlegungen haben, die der berühmte Strafrechtler Karl Binding und der Psychiater Alfred Hoche in ihrer gemeinsamen Schrift „Über die Freigabe der Vernichtung lebensunwerten Lebens – Ihr Maß und ihre Form" (Leipzig 1920, 2. Aufl. 1922) vorgetragen haben. Die vom Sozialdarwinismus geprägten Vorschläge dieser keinesfalls nationalsozialistisch denkenden Autoren bildeten die geistige Grundlage für die Verbrechen der Nazis an kranken und behinderten Menschen, allerdings ergänzt durch den Gedanken des aus rassischen Gründen „lebensunwerten" Lebens. Der theoretische Kern dieser Schrift bestand darin, dass der Mensch den Wert eines zu schützenden Rechtsguts in dem Maße verliert, in dem aus dem Nutzen seines Lebens für die Gesellschaft Schaden wird. Da die Würde des Menschen mit seinem „Gebrauchswert" gleichgesetzt wird, dürfe „wertloses" Leben beendet werden. Die dadurch eingesparten Mittel sollten denjenigen zugute kommen, die im Sinne gesellschaftlich wünschenswerter Ziele rehabilitierbar sind. Diese „soziale Nützlichkeitsmoral" hielt man im Unterschied zur religiös motivierten „Gefühlsethik" für eine rational und sogar „naturwissenschaftlich" begründete Ethik. Dieser Denkansatz führte zur Alternative von Heilen oder Töten, Töten derjenigen, die das Bild vom idealen, rationalen, gesunden, starken und autonomen Men-schen in Frage stellen, deren Leben daher als „menschenunwürdig" und „lebensunwert" eingestuft wurde, nicht zuletzt weil sie ständig auf die Hilfe anderer angewiesen sind und deshalb für die Gesellschaft angeblich nur eine Belastung darstellen. Um sich gegen diese schiefe Bahn abzugrenzen, reicht es nicht aus, immer wieder zu beteuern, dass zwischen den heutigen Begründungen für die vorgeburtliche wie die „Euthanasie" bei geborenen Kindern und Erwachsenen und dem Gedankengut, das die theoretischen Grundlagen der Verbrechen der NS-Medizin an kranken und behinderten Menschen legte, keine Zusammenhänge bestünden. Besonders unglaubwürdig erscheinen diese Abgrenzungsversuche, wenn man sich einer Terminologie (dahinvegetieren, bloß biologisches Leben u.a.) bedient, die deutliche Übereinstimmungen mit der Begrifflichkeit in der Schrift von Binding / Hoche zeigt.[8] Sie macht ja gerade deutlich, worum es in all diesen Fragen am Lebensanfang wie am Lebensende geht, nämlich um die Frage, ob es biologisch menschliches Leben gibt, das nicht unter dem Schutz der Menschenwürde steht, das daher als bloß biologisches Menschenleben „menschenunwürdig", „lebensunwert" und – für wen? – nicht zumutbar ist.

2. Kulturelle Hintergründe der gegenwärtigen Diskussion über Menschenwürde und „Lebenswert"

Gleichzeitig mit den angedeuteten Entwicklungen wird international eine Debatte über die Menschenwürde und den Lebenswert sich entwickelnden und des vor allem hirnorganisch schwer behinderten Menschenlebens geführt. Hintergrund dieser Diskussionen sind nicht nur die Fortschritte der Medizin in der Beherrschung des Lebens, sondern auch die sozialökonomischen Folgen der demographischen Entwicklung und nicht zuletzt auch geistig-kulturelle Wandlungen. Seit den 1960er Jahren hat sich in westlichen Industrienationen ein deutlicher Wandel der Lebens- und Wertvorstellungen vollzogen. Dessen Kern bildet das Streben nach Selbstverwirklichung, Autonomie und persönlichem Glück. Dabei gelten Gesundheit und die Fähigkeit zu autonomer Lebensgestaltung als Bedingung der Möglichkeit für das Erreichen des Lebensglücks, das der Mensch in der zunehmend säkularen Welt nicht mehr als Geschenk von Gott erwartet, sondern in diesem irdischen Leben, das kein Jenseits dieses Diesseits kennt, selbst herstellen muss. Das Leben wird nicht mehr von Gott her und auf Gott hin, sondern „transzendenzlos", „Gott-los" verstanden. Diesem „transzendenzlosen" Lebensverständnis entspricht, dass alles nach Kosten und Nutzen berechnet wird, dass davon zuletzt auch das menschliche Leben nicht ausgenommen ist. Es muss sich in seinem Dasein rechtfertigen anhand der Ziele, die diese säkulare Gesellschaft als Wertmaßstäbe vorgibt; es muss nachweisen, dass es über soviel Lebensqualität verfügt, dass es sich wenigstens in Ansätzen selbst verwirklichen und sein eigenes Lebensglück herstellen kann. Auf diesem Hintergrund entsteht ein Zwang zum gesunden und autonomen Leben. Dieser Zwang setzt das Gegenbild des „notwendig glücklosen", „misslungenen", „unheilbaren" und „lebensunwerten" Lebens aus sich heraus, denn es kann nicht geleugnet werden, dass es Menschen gibt, die diesem Bild vom Menschen widersprechen, deren Persönlichkeit durch Krankheit und Behinderung abgebaut ist oder die diesem Bild nie entsprochen haben, weil sie schon schwer behindert zur Welt kamen. Diese „Unheilbaren" durchkreuzen den „Größenwahn", wir Menschen könnten eine heile Welt ohne Krankheiten und Leiden herstellen. Sie stellen insofern einen Stachel in unserem Menschenbild dar.

In der heidnischen griechischen wie römischen Antike standen bis weit in die christliche Zeit hinein die Empfehlungen der Philosophen Platon und Aristoteles in Geltung, verkrüppelte Geburten auszusetzen, die, die „an der Seele und dem Geist missraten und unheilbar" (Platon, Politeia 409/10) sind, zu töten und unheilbar kranke Menschen nicht medizinisch zu behandeln. Diese Menschen widersprachen dem Ideal vom Menschen in der antiken Klassik, dessen Kennzeichen die Glorifizierung einerseits des autonomen und geistig hoch stehenden Menschen – repräsentiert durch den Philosophen – war und andererseits des jugendlichen, schönen und starken Lebens, repräsentiert im Athleten. Menschenleben, das diesem Menschenbild grundsätzlich widersprach, war von Ausmerzung bedroht. Ferner war die Bemessung des Lebenswertes am Nutzen für die Gesellschaft bzw. den Staat der zweite wesentliche Grund für die Selektion der behinderten und unheilbaren Menschen. Gegen diese „Ethik der Stärke" und der Selektion der Schwachen vertrat die christliche Kirche unter Berufung auf die Botschaft und das Handeln Jesu Christi ein ausgesprochen und antiselektionistisches Ethos der Barmherzigkeit und der Fürsorge für die Schwächsten der Gesellschaft. Als die Christen zu Beginn des 4. Jahrhunderts über den entsprechenden sozialen Einfluss verfügten, haben sie Hospize gegründet, in denen erstmals in der Antike chronisch kranke und sonst wie schwer hilfsbedürftige Menschen gepflegt wurden, in denen für ihr irdisches Wohlergehen und zugleich ihr „Seelenheil" gesorgt wurde. Welche Neuerung dies bedeutete, wird an der Äußerung des Kirchenvaters Gregor von Nazianz deutlich, der die Einrichtung eines solchen Hospizes als ein größeres „Weltwunder" als die damals bekannten sieben Weltwunder bezeichnete.

Der autonome Mensch nimmt auch eine Schlüsselstellung im Menschenbild der Neuzeit ein. Die Aufklärung und dann endgültig Immanuel Kant haben den Begriff der Menschenwürde ganz von der Autonomie her inhaltlich gefüllt. Die Achtung der Menschenwürde fällt damit mit der Achtung der Autonomie zusammen. Die idealistische Tradition hat sich in ihrem Menschenbild also ganz vom „idealen" Menschen, seinen höchsten geistigen Fähigkeiten leiten lassen. Die protestantische Theologie des 19.Jahrhunderts hat sich dem ziemlich kritiklos angeschlossen. Sie hatte vergessen, dass der leidende Gottesknecht Jesus Christus (Jesaja 53) der entscheidende Differenzpunkt zu allen bloß idealistischen und humanistischen, aber auch zu bloß biologistischen Menschenbildern ist, dass er nicht die Verklärung hohen Menschentums, sondern das barmherzige Ja Gottes zum wirklichen, vor allem zum leidenden Menschen ist.[9] Sie trug damit selbst bei zur Gefährdung behinderter Menschen, die vor allem vom Sozialdarwinismus zu Beginn des 20. Jahrhunderts ausging, der Charles Darwins Vorstellungen von der Entwicklung des Lebens – insbesondere die von der Ausmerzung der schwachen Lebewesen durch die starken – zur Norm auch des Lebens in der menschlichen Gesellschaft erhoben hat. Dieses von Binding und Hoche prägnant zusammengefasste Gedankengut bildete die geistigen Grundlagen für die Verbrechen an unheilbar kranken Menschen unter der NS-Herrschaft.

Es kann schwerlich bestritten werden, dass viele der Lebenseinstellungen und Gedanken, die in der Antike wie auch im „Dritten Reich" zur Vernichtung der Unheilbaren führten, auch heute wieder wirksam sind, die Glorifizierung des jugendlichen, gesunden, leistungs- und glücksfähigen und autonomen Menschen, die Bemessung des Wertes des Menschen nach seiner Leistungsfähigkeit, der Kampf um die Verteilung der Ressourcen, die rein diesseitige Betrachtung des Menschen, eine rein rationalistische Ethik. Der große Arzt Victor von Weizsäcker[10] hat in seiner Auseinandersetzung mit der Medizin im NS-Staat darauf hingewiesen, dass der ungeheure Kampf der Medizin für die Gesundheit einerseits und die Vernichtung der Unheilbaren andererseits nur die zwei Seiten ein und derselben Medaille seien, nämlich der Verabsolutierung des diesseitigen Lebens und der Gesundheit als höchstes Gut. Durch die Vernichtung der Unheilbaren schaffe man sich die sichtbaren Zeugen des Scheiterns der Fiktion von der Herstellung einer heilen Welt aus den Augen. Wenn Gesundheit und Lebensstärke zu den höchsten Gütern werden, dann können in ihrem Namen und im Namen des medizinischen Fortschritts grundlegende ethische Werte – wie die Achtung der Menschenwürde und Menschenrechte allen Menschenlebens, die Solidarität mit den Schwächsten bis hin zum Lebensrecht allen menschlichen Lebens – außer Kraft gesetzt werden.

Weizsäcker weist zugleich hellsichtig darauf hin, welche Gefährdung von einem „transzendenzlosen" und „Gott-losen" Menschenbild ausgeht. Er schreibt: „Wenn der Arzt nur einen Wert des diesseitigen, zeitlichen Lebens annimmt, ohne Rücksicht auf einen ewigen Wert, dann kann in der Tat dieses zeitliche Leben auch so unwert werden, dass es Vernichtung verdient. Man kann dies auch so ausdrücken, dass eine Definition des Lebens, welche seinen Sinn und Zweck nicht transzendent versteht, keinen inneren Schutz gegen den Begriff unwerten Lebens im biologischen Sinne besitzt." Unverkennbar nähern wir uns durch die fortschreitende Säkularisierung unserer Gesellschaft in schnellen Schritten einem derartigen völlig „transzendenzlosen", einem rein empiristischen Verständnis vom Menschsein und auch von Menschenwürde, das in vieler Hinsicht zur ökonomischen Rationalität unserer Zeit passt wie der Schlüssel zum Loch und das die Vorstellung vom lebensunwerten Lebens hervorbringen muss.

Eine entscheidende Weichenstellung in diese Richtung wird vollzogen, indem man die Würde des Menschen inhaltlich primär von der Autonomie her versteht, so dass die Achtung der Menschenwürde mit der Achtung der Selbstbestimmung zusammenfällt und in ihr auf- und mit ihr untergeht. Dieser Schritt ist schon von I. Kant vorbereitet worden. Nach ihm hat ein Lebewesen Würde, sofern es sich in Freiheit gemäß den durch die Vernunft erkannten Forderungen des Sittengesetzes selbst zu sittlichem Handeln bestimmt. Würde kommt dem Menschen danach nur aufgrund seiner in Freiheit und Vernunft gründenden Fähigkeit zum autonomen sittlichen Handeln zu, durch das der Mensch sich als „Vernunftwesen" seine Würde selbst schafft, sie selbst konstituiert, sie also nicht mehr von Gott schon mit dem Dasein selbst als „Geschenk" empfängt. Dies schließt ein, dass dem körperlich-biologischen Leben an sich keine Würde zukommt, sondern nur dem autonomen Vernunftwesen Mensch. Zudem wird das Vernunftwesen Mensch als Individuum verstanden, das aus sich selbst und durch sich selbst lebt und das eigentlich des Anderen, Gottes und des Mitmenschen, nicht bedarf. Für dieses individualistische und idealistische Menschenbild ist das Angewiesensein auf den Anderen eine noch unreife Form des Personseins oder eine „selbstverschuldete" oder eine „natur- und krankheitsbedingte" minderwertige Form menschlichen Daseins.

Ein weiterer, ebenso entscheidender Schritt zur Infragestellung der Würde seelisch und geistig schwer versehrter Menschen wird vollzogen, indem man die Freiheit und Vernunftbegabung nicht mehr mit Kant als metaphysisch-transzendentale Ideen, sondern als empirisch aufweisbare geistige Fähigkeiten versteht, deren Voraussetzung intakte hirnorganische Funktionen sind. Diese insbesondere durch die angelsächsische empiristische Philosophie vertretene Sicht gewinnt in der westlichen Welt in dem Maße an Zustimmung, wie die religiös-transzendente Begründung der Menschenwürde verblasst und als rational nicht begründbare, weil den Glauben an Gott voraussetzende „Gruppenmoral" abgetan wird. Zunehmend gehen auch deutsche Philosophen und Juristen davon aus, dass biologisch-menschlichem Leben erst dann der moralische Status, Person zu sein und eine entsprechende Würde zu haben, zukommt, wenn und solange sich angeblich spezifisch menschliche geistige Fähigkeiten – wie Selbstbewusstsein, bewusste Interessen, Autonomie u.a. – empirisch aufweisen lassen.[11] Biologisch gesehen der menschlichen Gattung zugehörige Wesen, die dieser Fähigkeiten noch entbehren – wie Embryonen – oder die sie aufgrund einer Behinderung nie besitzen werden oder die sie durch Krankheit, z.B. altersbedingten cerebralen Abbau, verloren haben, wären demnach keine Personen und hätten keine Personwürde. Grundsätzlich wird also vorausgesetzt, dass die Menschenwürde und damit das Personsein durch Krankheit und Behinderung nicht entwickelt sein oder in Verlust geraten können. Wer aufgrund des Fehlens solcher geistiger Fähigkeiten sein Leben nicht selbsttätig verwirklichen kann, dessen Dasein ist nicht oder nicht mehr „gerechtfertigt", der kann für sich nicht Würde und Menschenrechte beanspruchen. Die Rechtsgemeinschaft sei demnach nur verpflichtet, biologisch von Menschen abstammenden Lebewesen die Personwürde und entsprechende Rechte zuzubilligen, wenn und sofern sie aufgrund empirisch vorhandener Freiheit und Vernunft ihr Leben selbst auf bewusste Ziele hin verwirklichen können. Menschliches Leben muss also, um die Würde, Glied der menschlichen Gemeinschaft mit vollen Rechten zu sein, von der Gemeinschaft zugesprochen zu bekommen, erst den Erweis erbringen, dass es deren „Qualitätskriterien" entspricht.

Dieser Ethik entspricht ein rationalistisches, rein hirnzentriertes Menschenbild. Der Wert und mit ihm die mit ihr gleichgesetzte Würde eines Menschenlebens vermindert sich mit der Abnahme der – vor allem geistigen – Leistungsfähigkeit und damit in dem Maß, in dem der Nutzen des Einzelnen für die Gesellschaft in Schaden umschlägt. Damit wird die Grundlage gelegt für eine „Güter- und Interessenabwägung" von Leben gegen anderes Leben und zur Bestreitung des Lebensrechts derjenigen

Menschen, die ihre Interessen nicht mehr autonom durchsetzen können. Der Mensch verliert das Recht auf Förderung und Schutz seines Lebens in dem Maße, in dem er auf die Hilfe anderer Menschen dauernd angewiesen ist. Ein derartiges rationalistisch-empiristisches Menschenbild entspricht der ökonomischen Rationalität. Es kann die anthropologische Basis dafür liefern, dass man Menschen mit der Abnahme ihrer Leistungsfähigkeit zugleich immer weniger Leistungen zukommen lässt und dass man sie denen ganz vorenthalten darf, deren Leben für andere zur dauernden schweren Last wird. Menschenwürde wird nicht mehr als mit dem Menschenleben selbst gegebene unverlierbare Gabe verstanden, sondern als eine quantifizierbare empirische Größe, die gemäß dem Grad ihrer Ausprägung grundsätzlich gegen andere Güter und Interessen verrechenbar ist. Mit abnehmender „Wertigkeit" darf das Leben zunehmend als reines „Objekt", als Mittel zu angeblich „höheren" Zwecken ge- und verbraucht werden. Je weniger das Leben entwickelt ist oder je weiter es in seinen Leistungsfähigkeiten abgebaut ist, um so weniger Würde hat es und um so weniger ist es zu schützen, bis dahin, dass es im Interesse anderer zu den von ihnen als hochrangig und vorrangig definierten wissenschaftlichen, therapeutischen und auch sozialen und ökonomischen Interessen als reines Mittel gebraucht und verbraucht oder auch beseitigt werden darf.

3. Menschenwürde in christlicher Perspektive

Die dem gekennzeichneten Denkansatz folgenden utilitaristischen Ethiker sind bemüht, sich gegenüber dem sozialdarwinistischen Gedankengut zu Beginn des 20.Jh. abzugrenzen, das die geistigen Grundlagen für die Verbrechen an unheilbaren Menschen unter der Herrschaft der Nazis lieferte. Diese Abgrenzungsversuche negieren die unverkennbaren grundsätzlichen Gemeinsamkeiten zwischen dem damaligen und heutigen utilitaristischen Denken, insbesondere die von V. v. Weizsäcker herausgestellten zentralen Punkte, die Glorifizierung der Gesundheit und des therapeutischen Fortschritts als höchste Güter und das „transzendenzlose" Verständnis des Menschenlebens. Die größte Gefahr, die von derartigen Überlegungen ausgeht, besteht darin, dass sie dem ohnehin in unserer Gesellschaft vorherrschenden transzendenzlosen Menschenbild und der entsprechenden Nützlichkeitsmoral scheinbar rationale Begründungen geben, die sie politik- und auch rechtsfähig machen, und zwar in dem Maße, in dem der soziale und ökonomische Druck zunimmt, der von der wachsenden Zahl der unheilbaren und pflegebedürftigen, vor allem alten Menschen ausgeht.

Für viele Anhänger dieser Denkrichtung ist der Begriff Menschenwürde eine nichtssagende „religiös-metaphysische Leerformel".[12] Das heißt, dass dieser in unserem Grundgesetz (GG) zentrale Begriff durch angeblich rein rationale Definitionen zu ersetzen ist. An die Stelle des Begriffs

„Menschenwürde" soll ihrer Meinung der Begriff Autonomie treten, verstanden im Sinne autonom-selbstbewusster Interessen. Das heißt, dass nach Art. 1 GG nur die begründeten autonomen Interessen eines Individuums unantastbar wären, dass Würde nur diesen autonomen Interessen und nicht dem ganzen psychophysischen und geistigen Leben zukäme und dementsprechend auch – nach Art. 2 GG – nicht mehr das Leben an sich gemäß der ihm zukommenden Menschenwürde zu schützen wäre, sondern nur diese bewussten autonomen Interessen eines Menschen. Der Schutz des Lebens wird damit vom Schutz der Autonomie abgekoppelt, ist ihm eindeutig nach- und untergeordnet, ja steht mit anderen grundgesetzlich garantierten Rechten und Rechtsgütern – wie z.B. der Freiheit der Forschung – auf einer Ebene. Eine derartige „Ethik der Autonomie", die dann nicht mehr ein- und untergeordnet ist unter eine Ethik der Fürsorge und des Lebensschutzes für alle Glieder der Gesellschaft, insbesondere die schwächsten, wird schnell zur Humanität ohne oder gegen den schwachen Mitmenschen. Sollte unser GG zunehmend in diese, dem Zeitgeist entsprechende Richtung interpretiert werden, so schwindet die rechtliche Basis, sich den absehbaren Gefährdungen des Lebens mit rechtlichen Mitteln entgegenzustellen.[13] Deshalb müssen insbesondere die Kirchen große Anstrengungen unternehmen, dass der Begriff „Menschenwürde" im GG weiterhin gemäß dem von den Vätern des GG gemeinten und maßgeblich durch den christlichen Glauben mitbestimmten Inhalt gedeutet wird.

3.1 Gottebenbildlichkeit und Menschenwürde

Wenn man die Würde als einen empirisch feststellbaren Sachverhalt versteht, dann fällt die Achtung vor dem Leben mit der Achtung der empirischen Freiheit, Vernunftfähigkeit u.a. zusammen. Dem biologischen Leben an sich kommen weder Würde noch Menschenrechte zu. Nach christlicher Sicht[14] gründet das Personsein und die Würde des Menschen jedoch nicht in aufweisbaren Qualitäten, auch nicht darin, dass der Mensch über dem Tier steht, sondern darin, dass Gott ihn zu seinem Partner erwählt, geschaffen und mit der Bestimmung ausgezeichnet hat, für sein und anderer Leben und die Schöpfung als ganze Verantwortung zu tragen, und nicht zuletzt darin, dass er zu ewiger Gemeinschaft mit Gott bestimmt ist. Diese irdische Bestimmung und ewige Verheißung bleiben auch dann bestehen, wenn der Mensch ihnen nicht entspricht oder aufgrund von Krankheit, Behinderung usw. nicht entsprechen kann. Auch dann geht dieses Leben der Vollendung seiner Bestimmung im Sein bei Gott, im „ewigen Leben" entgegen. Hier erst vollendet sich alles Leben zur Bestimmung seines Daseins, zur „Gottebenbildlichkeit". Alles Menschenleben bleibt hinsichtlich der selbsttätigen Entsprechung seiner Berufung zur „Gottebenbildlichkeit" in diesem irdischen Leben mehr oder weniger „Fragment". Es holt diese Bestimmung also nie so ein, dass es aus sich heraus mit der zugesagten Gottebenbildlichkeit „identisch" wird. Sie ist und bleibt dem faktischen Menschenleben „transzendent", ist letztlich sowohl hinsichtlich ihrer Konstitution wie auch ihrer Vollendung eine allein in Gottes Handeln gründende und im „ewigen Leben" durch Gott vollendete Größe, die allerdings gerade als solche zugesagte Teilhabe an der vollendeten Gottebenbildlichkeit diesem konkreten irdischen Leben schon jetzt von Gott zugesprochen und als „transzendentes" Prädikat zugeeignet ist. Sie ist also deshalb „unverlierbar", weil das von Gott geschaffene Menschenleben auf die Erfüllung dieser verheißenen Gottebenbildlichkeit im „ewigen Leben" unterwegs ist. Zu Recht hat V.v. Weizsäcker[15] darauf verwiesen, dass es ohne die Vollendung auch allen schwer behinderten Menschenlebens zur Gottebenbildlichkeit im „ewigen Leben" in der Tat „lebensunwertes" Leben gibt, bei dem dann nicht einsichtig zu begründen ist, warum wir es als Menschenleben achten und nicht vernichten sollen. Ohne „ewiges" wird auch irdisches Leben „relativ", hat keinen „einmaligen", „unverlierbaren", keinen „ewigen Wert", wird – zumindest an seinen Rändern, wo es sich nicht mehr selbst verwirklichen kann – „lebensunwert". Wer die Dimension des „Ewigen Lebens" verliert, gerät unter den Zwang, die „Würde" und den „Lebenswert" nach „weltimmanenten" Wertmaßstäben rechtfertigen und dabei die Würde und zuletzt auch das Lebensrecht schwerst behinderter Menschen doch irgendwann preisgeben zu müssen. Dies ist insbesondere der Fall, wenn man das für das Verständnis von „Gottebenbildlichkeit" entscheidende ewige Ziel des Menschenlebens ausklammert, seine Bestimmung also – wie es zunehmend auch bei evangelischen Ethikern der Fall ist[16] – rein philosophisch und innerweltlich versteht, also das Ziel und die ihm entsprechende Würde des Menschenlebens primär oder gar ausschließlich vom geistig normalen erwachsenen Menschen, seinem innerweltlich „gelingenden Leben", also letztlich doch von Leistungen und Fähigkeiten her versteht.

Gegen die aufgezeigten Konsequenzen aus dem rein empiristischen Menschenbild kann man sich letztlich nur dadurch wehren, dass man die Würde der Person „transzendent", in Gottes Handeln für den Menschen, in der Vollendung der Gottebenbildlichkeit durch Gott im „ewigen Leben" begründet glaubt. Daraus folgt, dass die Würde nicht als empirische Qualität bewiesen werden kann, dass sie als unempirische, als transzendente Größe geglaubt und behauptet werden muss, die dem ganzen psychophysischen Organismus (Lebensträger) von Gott her zugesprochen und zugeeignet ist, so dass sie unverlierbar jedem Moment des Lebens und Sterbens gilt. Das ganze von Menschen gezeugte leibliche Leben hat unverlierbar Teil an der besonderen Bestimmung und Würde des Menschenlebens, ist und bleibt in seinem irdischen leiblichen Leben von seinem Beginn bis zum Tod Mensch und zugleich Person. Das Personsein gerät durch körperlichen und geistigen Verfall nicht in

Verlust. Menschen müssen daher menschlichem Leben nicht erst „Personsein" und „Würde" zusprechen, sondern sie haben die Pflicht, die Würde allen Menschenlebens als mit dem Leben zugleich vorgegebene Größe anzuerkennen und alle Menschen entsprechend zu achten und zu behandeln. Es gibt also kein Menschenleben, das der Würde entbehrt, also als Leben „menschenunwürdig" ist, wohl aber schicksalhafte Umstände und nicht zuletzt, gerade im Bereich der Pflege alter Menschen, Behandlungen, die deren Würde widersprechen.

Freilich ist auch auf der Grundlage eines „transzendenten" Verständnisses von Person und Menschenwürde nicht zu bestreiten, dass menschliches Leben sich in der Regel entwickelt von der völligen Abhängigkeit zu einer wachsenden Selbstgestaltung des Lebens. Das, was der Mensch aufgrund seiner ihm immanenten Fähigkeiten aus sich selbst macht und wozu er durch die Einflüsse der Umwelt und anderer Menschen wird, können wir im Unterschied zum Personsein, das ohne das Zutun des Menschen selbst konstituiert wird, als Persönlichkeit bezeichnen. Letztere ist in der Tat eine empirische Größe, die unterschiedlich entwickelt sein und die durch Krankheit, Behinderung und Abbau der Lebenskräfte in Verlust geraten kann. Von dem Fehlen von Persönlichkeitsmerkmalen darf aber nicht auf den Verlust des Personseins, also darauf rückgeschlossen werden, dass es biologisch-organismisches menschliches Leben gibt, dem nicht die Würde zukommt, Mensch im Sinne von Person zu sein und das deshalb noch nicht oder – aufgrund ihres Verlusts – nicht mehr unter dem uneingeschränkten Schutz der Menschenwürde steht. Es gibt keine Entwicklung zum Menschen, dem Würde zukommt, sondern nur ein Werden als Mensch, dessen Leben in seiner Entwicklung zur Persönlichkeit immer unter dem ungeteilten Schutz der Menschenwürde steht. Nur wo – wie z.B. im empiristisch-rationalistischen Menschenbild – die Person mit der Persönlichkeit identifiziert wird, kann es eine Entwicklung zum Menschen geben und es durch Krankheit zu einem Verlust des Personseins und der Menschenwürde kommen. Der Grad der Entfaltung der Persönlichkeit darf ethisch gesehen nur unter der Voraussetzung für die Behandlung einer Person bedeutsam werden, dass dadurch nicht die Personwürde in Frage gestellt wird. Keinesfalls darf dies dazu führen, dass man ohne wirkliche Not das Recht auf Hilfe, Gesundheitsfürsorge und Pflege derjenigen in Frage stellt, die in ihrer Persönlichkeit schwerst beeinträchtigt sind.[17] Auch wenn es durch Krankheit, Altern und Behinderung zum Abbau der Persönlichkeit kommt, haben wir „hinter" der zerbrochenen Persönlichkeit die von Gott geschaffene und geliebte Person in ihrer einmaligen und unverlierbaren Würde zu sehen und sie entsprechend zu achten und zu behandeln.

3.2 Die Würde des Einzelnen und der Nutzen für die Gesellschaft

Der besondere Beitrag, den das christliche Verständnis von der Menschenwürde in die Sozialethik einbringt, kann zunächst in der Unterscheidung von Wert (im Sinne von Würde) und Nutzen (Gebrauchswert) entfaltet werden. Die Würde stellt einen Letzt- und Selbstwert dar, der weder nach Gesichtspunkten des Nutzens noch in einer anderen Güterabwägung verrechenbar ist. Sie kommt allen Menschen in gleicher Weise unverlierbar zu. Dem entspricht der ethische Grundsatz, alle Menschen gleich zu behandeln. Gerade das würden wir aber nicht als gerecht empfinden, weil die Menschen zwar in ihrer Würde gleich, in ihrem faktischen Befinden jedoch ungleich sind. Der Grundsatz der Gleichheit in der Behandlung muss also differenziert werden. Dafür kommen zwei Kriterien in Frage, einmal jeden nach seiner Leistungsfähigkeit oder zum anderen jeden nach seiner Bedürftigkeit zu behandeln. Im Gegensatz zur gezeichneten utilitaristischen Sicht kommt nach christlicher Sicht – gemäß der Lehre und dem Handeln Jesu – in Hinsicht auf die Zuteilung von Gütern (zuteilende Gerechtigkeit, Bedarfsgerechtigkeit) nicht der Leistungsfähigkeit, sondern den fehlenden Fähigkeiten, der Hilfebedürftigkeit der Vorrang zu, wenn der gleichen Würde aller Menschen Rechnung getragen werden soll. Im Gegensatz zum „Ethos der Stärke" vertritt der christliche Glaube daher in der Nachfolge Jesu eine ausgesprochen „antiselektionistische" Ethik der Barmherzigkeit und der Solidarität mit den schwächsten Gliedern der Gesellschaft. Damit wird einem Verständnis von Gerechtigkeit Geltung verschafft, in dem davon ausgegangen wird, dass wir benachteiligten Menschen besondere Aufmerksamkeit und Hilfen zukommen lassen müssen, da sie nur auf diese Weise eine Chance erhalten, ihre Lage zu verbessern und ihr Leben menschenwürdig und möglichst erträglich zu leben. Sie sind um so mehr auf die Solidarität der Gesellschaft angewiesen, je schwerer ihre körperlichen und/oder seelisch-geistigen Beeinträchtigungen sind und je niedriger ihr sozialer Status ist. Die Hilfebedürftigkeit muss also ausschlaggebendes Kriterium unseres Verständnisses von zuteilender Gerechtigkeit im Gesundheits- und Pflegewesen sein. Dieser Bedürfnisaspekt bekommt um so größeres Gewicht, je mehr es sich um die Befriedigung von Grundbedürfnissen handelt, die ein Mensch nicht mehr selbst befriedigen kann, die für das Dasein als Mensch unentbehrlich sind und durch die ein schweres Leben erleichtert oder erträglich gestaltet werden kann. Zur Befriedigung der Grundbedürfnisse gehört auf jeden Fall all das, was ein soeben geborener Säugling an Bedürfnissen hat, aber nicht selbsttätig befriedigen kann, also die menschenwürdige Unterbringung, Ernährung, Körperpflege, Linderung von Schmerzen und nicht zuletzt die mitmenschliche Zuwendung. Das Recht auf Befriedigung dieser Grundbedürfnisse gehört auf jeden Fall zu den unveräußerlichen, mit der Personwürde verbundenen Rechten aller Menschen.

3.3 Gottebenbildlichkeit, Abhängigkeit und Autonomie

Nach christlicher Auffassung ist die freie Selbstbestimmung (Autonomie) für die Begründung der Würde des Menschen nicht konstitutiv. Der Mensch konstituiert sich weder in seinem Dasein noch in seiner Würde durch sein freies Wählen und Handeln. Er wird ohne sein Zutun ins Dasein „geworfen", ob er es will oder nicht. Der Mensch ist, um überhaupt leben zu können – nicht nur im Kindesalter, sondern bleibend das ganze Leben hindurch –, auf Beziehungen zu anderen Menschen angewiesen, nicht nur als kranker und behinderter, sondern auch als gesunder und sich „autonom" wähnender Mensch. Er lebt in und aus diesen Beziehungen und nicht aus sich selber, er verdankt ihnen und damit in erster Linie den „Anderen" und nicht sich selbst sein Leben. Nach biblischer und reformatorischer Sicht gründet menschliches Dasein in Beziehungen, in erster Linie in der Beziehung Gottes zum Menschen und dann in der Beziehung der Menschen zueinander. Leben ist ein „Sein-in-Beziehungen"; dieses ist Bedingung der Möglichkeit des Selbstseins, hat seinsmäßigen Vorrang vor dem Selbstsein, der Autonomie. Deshalb sind das „Mit-Sein" und das „Für-einander-Dasein" die grundlegenden Dimensionen und Bestimmung des Menschseins. Menschenleben ist und bleibt das ganze Leben hindurch angewiesen auf andere Menschen. Diesem Angewiesensein entspricht das „Für-Sein" der Anderen, ohne das Leben nicht sein, wenigstens aber nicht wirklich gelingen kann. Dies ist auch bei mündigen Menschen der Fall. Es tritt jedoch bei ungeborenen, unmündigen, kranken, behinderten und pflegebedürftigen Menschen am deutlichsten hervor, weil bei ihnen das „Aus-sich-selbst-leben-können" am geringsten entwickelt ist. Das Angewiesensein auf andere entwürdigt den Menschen nicht. Nicht die Autonomie, sondern die Liebe ist die grundlegende, Leben gewährende und erhaltende Dimension des Menschseins, ohne die Leben nicht sein und nicht gelingen kann. Die Leben ermöglichenden Beziehungen der Liebe haben mithin seinsmäßigen Vorrang vor der autonomen Lebensgestaltung. Leben gründet in der aller selbsttätigen Lebensgestaltung als Bedingung der Möglichkeit vorausgehenden liebenden und Leben schenkenden Fürsorge Gottes. Erste Aufgabe von Menschen ist es, in ihrem Handeln dieser Fürsorge Gottes zu entsprechen.

Die dementsprechende Ethik der Fürsorge[18] gründet in dieser fundamentalen Grundstruktur des Menschseins, dem Angewiesensein auf die Zuwendung Gottes und anderer Menschen, und auch in der bleibenden Abhängigkeit des Menschen, seines Geistes und seiner Freiheit, von den „Naturbedingungen" des Lebens, der Leiblichkeit und ihrer Hinfälligkeit. Diese Abhängigkeit ist ebenso wenig entwürdigend wie das Angewiesensein auf die Fürsorge anderer Menschen. Nicht darauf kommt es an, dass man die Personwürde als eigene Qualität vorweisen kann, sondern dass sie als eine unverlierbare Größe selbst dann geachtet wird, wenn sie dem „empirischen" Auge unter einer vielleicht zerrütteten Persönlichkeit verborgen ist. So gesehen fordern eine schwere Behinderung und ein Abbau der Persönlichkeit in Krankheit und Altern heraus, dieses fragmentarische und unheilbare Leben geborgen sein zu lassen in den Leben ermöglichenden Beziehungen der Liebe, die ihm alle möglichen Hilfen zukommen lässt, um sein Geschick zu erleichtern.

Diesem Ansatz bei der Ethik der Fürsorge entspricht die Einsicht, dass nicht die Heilung, nicht die therapeutischen Fortschritte, auch nicht das Wachsen der autonomen Fähigkeiten eines Menschen der Test auf das Proprium christlicher Diakonie und Seelsorge sind, sondern wie wir mit den „Unheilbaren", mit denen umgehen, deren Leben nach innerweltlichen Maßstäben „sinn- und wertlos" ist. Jeder Ansatz, der die Sinnhaftigkeit der Sorge für kranke und behinderte Menschen primär an den erreichbaren Fortschritten in der Lebensqualität bemisst und diese wieder an der autonomen Lebensgestaltung, muss zur Aussonderung der wirklich „Unheilbaren" führen und kann mit zur Bedrohung ihres Rechts auf das Leben erleichternde Hilfen oder auf das Leben selbst führen. Deshalb hat die Sorge für Kranke und Behinderte in der Sorge für das Wohlergehen der Schwächsten und im Schutz ihres Lebens ihren Ausgangspunkt zu nehmen.

4. Zusammenfassende thesenartige Schlussfolgerungen
1. Menschenwürde ist keine dem Menschenleben immanente empirische Qualität, sondern ein dem menschlichen Leben zugleich mit seinem biologischen Dasein von Gott her zugesprochenes, also dem Menschenleben letztlich „transzendentes" Prädikat, das das Leben jeder totalen Verfügung durch andere und sich selbst entzieht. Träger der Menschenwürde ist der biologische Lebensträger (= Organismus), also die Leiblichkeit, vom Beginn ihres Daseins bis zu ihrem Tode. Die Achtung der Menschenwürde wird daher primär in der Beachtung des Tötungsverbots und dem Schutz des Lebens vor Schädigungen konkret. Die Menschenwürde kann durch Krankheit und Behinderung nicht in Verlust geraten. Es gibt kein würdeloses, kein menschenwürdiges und lebensunwertes Leben, sondern nur Lebensumstände und nicht zuletzt auch Behandlungen von Menschen durch andere Menschen, die der Würde des Menschen widersprechen. Nicht das Leben, sondern diese Lebensumstände und Behandlungen sind zu bekämpfen, um den schwer kranken und pflegebedürftigen Menschen ein möglichst erträgliches Leben zu gewähren.

2. Kommt die Menschenwürde dem biologischen Leben, der gesamten Leiblichkeit zu, so gilt dies für den Anfang wie das Ende des Lebens. Wie es bis zum Tod keinen Verlust des unter dem Schutz der Menschenwürde stehenden Lebens gibt, so gibt es auch kein Werden, keine Entwicklung

zum Menschen, dem Würde zukommt, sondern nur ein Werden als Mensch, dessen Leben in seiner Entwicklung immer unter dem ungeteilten Schutz der Menschenwürde steht. Die Theorie der je nach Entwicklungsgrad und dann auch von der je nach dem Abbau des Lebens abgestuften Schutzwürdigkeit menschlichen Lebens widerspricht dem gekennzeichneten – christlich geprägten – Verständnis von Menschenwürde und dem Grundgesetz (Artikel 1.1), sofern es in dem von den Vätern des Grundgesetzes gemeinten Sinne interpretiert wird.

3. Die Theorien, dass es menschliches Leben gibt, das aufgrund des Fehlens bestimmter Lebensqualitäten noch nicht unter dem ungeteilten Schutz der Menschenwürde steht oder das, weil es diese Lebensqualitäten nie besitzen wird oder endgültig verloren hat, menschenunwürdiges und lebensunwertes Leben ist, sind ethisch gesehen äußerst problematisch, weil sie generelle Rechtfertigungen für einen missbrauchenden und verbrauchenden Umgang mit menschlichem Leben, bis hin zur Tötung, liefern, das Menschenleben der Güterabwägung gegen andere Rechtsgüter und Interessen unterwerfen. Sie liefern gerade das schwache Menschenleben, das besonders auf die Anwaltschaft und Fürsorge anderer angewiesen ist, der Verfügung durch andere Menschen und ihre Interessen aus. Insofern ist die Relativierung des Lebensschutzes mit diesen Theorien ethisch problematischer als die Aufhebung des Tötungsverbots in konkreten und kontrollierbaren ethischen Konfliktfällen, bei denen das Verbot der Tötung menschlichen Lebens grundsätzlich in Geltung bleibt.

4. Die unbedingte Achtung der Menschenwürde allen Menschenlebens und des Tötungsverbots sind keine abstrakten, die Realität des Lebens verfehlenden Prinzipien, sondern sie dienen dem Schutz des Lebens derer, die zu schützen sich selbst nicht mehr in der Lage sind. Sie sind insofern nicht minder „lebensdienlich" als die Bemühungen, die Bekämpfung von Krankheiten mit medizintechnischen Mitteln voran zu treiben. Sie dienen dem Gelingen und dem Schutz des Lebens aller Menschen in der menschlichen Gemeinschaft. Alle „Ethik des Heilens" wurzelt insofern in der Beachtung der Menschenwürde allen Menschenlebens und des Tötungsverbots und ist ihr uneingeschränkt ein- und unterzuordnen.

5. Für diejenigen Menschen, die den schweren Dienst der Behandlung, Pflege und Betreuung schwer kranker und pflegebedürftiger Menschen als Angehörige, beruflich oder ehrenamtlich erbringen, ist es wesentlich, dass in der Gesellschaft Klarheit darüber herrscht, worin die Menschenwürde der von ihnen betreuten Menschen besteht, dass diese Menschen entsprechend ihrer unverlierbaren Menschenwürde geachtet und behan-

delt werden und dass die Tätigkeit der Betreuenden auch eine dem schweren Dienst entsprechende Anerkennung findet.

6. Die einseitige Konzentration auf das medizintechnische „Wegmachen von Krankheiten" verfehlt die Ganzheit des Menschenlebens, zu dem Krankheit, Altern, Behinderung, Sterben und Tod und damit auch die Pflegebedürftigkeit immer hinzu gehören werden, ja die Medizin erhöht durch ihre Erfolge die Zahl der Menschen, insbesondere alter Menschen, stetig, die dauernder aufwändiger Pflege bedürfen stetig. Mit Sorge muss man beobachten, dass die Pflege und die mit ihr verbundene mitmenschliche Zuwendung im Vergleich zur medizintechnischen Bekämpfung von Krankheiten erheblich mehr Förderung und Wertschätzung erfährt.

Die Humanität einer Gesellschaft zeigt sich aber weniger daran, ob sie dem Menschen immer mehr Spielräume eröffnet, auch sein biologisches Leben gemäß seinen Wünschen zu planen, und daran, ob sie diese oder jene Krankheit und Behinderung besser medizintechnisch oder heilpädagogisch lindern und inwieweit sie die Geburt kranker Menschen verhindern kann, als vielmehr daran, wie eine Gesellschaft mit denen umgeht, die unheilbar und ihr eine Belastung, ein Hindernis am maximalen Wohlergehen sind, wie sie also die Solidarität mit diesen Menschen und die Fürsorge für sie Maßstab ihres Handelns sein lässt.

7. Weil das Leben auch in Zukunft nicht durchgehend planbar sein wird, es keine Welt ohne unvorhersehbare und vorhersehbare schwere Leiden geben wird, muss es neben dem technischen „Wegmachen" auch andere Formen des Umgangs mit Krankheiten, Behinderungen, Altern und Sterben geben. Der Mensch muss auch fähig bleiben, schwere Schicksale anzunehmen und zu tragen, fähig zum Leiden und zum Mit-Leiden. Ohne diese Fähigkeiten kann weder das individuelle noch das gemeinschaftliche Leben gelingen. Dazu gehört auch, dass der Menschen annehmen kann, dass es Phasen des Lebens gibt, in denen er sein Leben kaum noch oder überhaupt nicht mehr selbst gestalten kann, sondern ganz auf die Fürsorge anderer angewiesen ist. Die Entmächtigung der „autonomen Persönlichkeit" durch Krankheit, Altern und Sterben entwürdigt den Menschen nicht, wenn die empirische Autonomie nicht der primäre Inhalt der Menschenwürde ist. Dann hat der Mensch auch kein uneingeschränktes Verfügungsrecht über sein als Besitz verstandenes Leben, kein Recht auf Selbsttötung, Beihilfe zur Selbsttötung und Tötung auf Verlangen.

1 Ulrich Eibach, Gentechnik und Embryonenforschung – Leben als Schöpfung aus Menschenhand? Eine ethische Orientierung aus christlicher Sicht, Wuppertal 2. Auflage 2004, S. 16 ff.

2 Ebenda.

3 Medizin-ethischer Arbeitskreis Neonatologie des Universitätshospitals Zürich, An der Schwelle zum eigenen Leben. Lebensentscheide am Lebensanfang bei zu früh geborenen kranken und behinderten Kindern in der Neonatologie, Bern u.a. 2002.

4 Artikel 1 Absatz 1, in: Theodor Maunz / Günter Dürig, Grundgesetz. Kommentar, 1951 ff. (Bd.1, Lfg.42), 2003.

5 The Patient's Right to Die, in: A.B. Downing (Ed.), Euthanasia and the Right to Death, London 1969, S. 61 ff.

6 Ulrich Eibach: Sterbehilfe – Tötung aus Mitleid? Euthanasie und ‚lebensunwertes' Leben, Wuppertal 1998, S. 14 ff.

7 Ulrich Eibach, Menschenwürde an den Grenzen des Lebens. Einführung in Fragen der Bioethik aus christlicher Sicht, Neukirchen-Vluyn 2000, S. 167 ff.

8 So z.B. W. Jens / H.Küng: Menschenwürdig sterben. Ein Plädoyer für Selbstverantwortung, München 1995.

9 Dietrich Bonhoeffer, Ethik, 7.Aufl., München 1967, S, 76 ff.; vgl. Ulrich Eibach, (Anm. 6), S. 37 ff.

10 „Euthanasie" und Menschenversuche (1947), Gesammelte Schriften Bd.7, Stuttgart 1987, S. 91 –134.

11 Zur Diskussion vgl. W. Schweidler, H.A. Neumann, E. Brysch (Hg.), Menschenleben – Menschenwürde, Münster 2002; M. Kettner(Hg), Biomedizin und Menschenwürde, Frankfurt 2004; Ulrich Eibach: (Anm.1), S. 29 ff.

12 J. Wetz, Die Würde des Menschen ist antastbar. Eine Provokation, Stuttgart 1998.

13 E. Picker: Menschenwürde und Menschenleben. Das Auseinanderdriften zweier fundamentaler Werte als Ausdruck der wachsenden Relativierung des Menschen, Stuttgart 2002.

14 Vgl. Gemeinsame Erklärung des Rates der Evangelischen Kirche in Deutschland und der Deutschen Bischofskonferenz: Gott ist ein Freund des Lebens. Herausforderungen und Aufgaben beim Schutz des Lebens, Gütersloh 1989.

15 Anm. 10.

16 R. Anselm / U.H. Körtner (Hg.), Streitfall Biomedizin. Urteilsfindung in christlicher Verantwortung, Göttingen 2003; zur Kritik vgl. W. Huber: Der gemachte Mensch. Christlicher Glaube und Biotechnik, Berlin 2002; G. Schneider-Flume, Leben ist kostbar. Wider die Tyrannei des gelingenden Lebens, Göttingen 2002; G. Höver u. U. Eibach: Die aktuelle Biomedizin aus der Sicht der christlichen Kirchen, in: S. Schicktanz, C. Tannert, P. Wiedemann (Hg.): Kulturelle Aspekte der Biomedizin, Frankfurt 2003, S. 16 ff.

17 Ulrich Eibach: (Anm. 7), S. 167 ff.

18 Ulrich Eibach, (Anm. 7), S. 29 ff.; ders. Autonomie, Menschenwürde und die Schutzrechte unheilbar kranker und pflegebedürftiger Menschen – Ein Beitrag zur Reform des Betreuungsrechts aus ethischer Sicht, in: R. Hirsch u. M. Halfen (Hg.), Anspruch und Realität der rechtlichen Betreuung. Bonner Schriftenreihe „Gewalt im Alter" Bd.9, Bonn 2003, S. 15 ff.

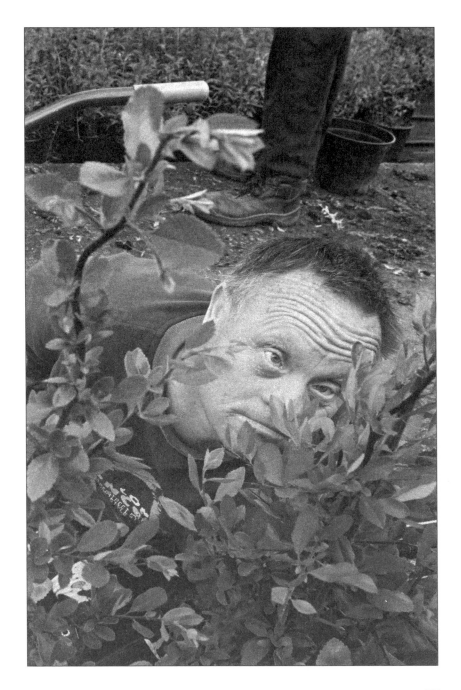

Ingolf Hübner

Diakonie und Bioethik

1. Bioethik als gesellschaftliche Auseinandersetzung

Seit etwa 30 Jahren wird mit dem Schlagwort „Bioethik" ein Diskurs über den richtigen medizinischen und technologischen Umgang mit menschlichem Leben bezeichnet. Dieser Diskurs wurde nicht zuletzt durch die Ablösung einer tendenziell autoritären Arztethik und paternalistischen Pflegeethik freigesetzt und hat heute den Charakter einer „bürgerschaftlichen Aktivität"[1]. Die Debatte wird in der breiten Öffentlichkeit engagiert und kontrovers geführt und Entscheidungen sind nicht mehr Fachleuten und Experten vorbehalten. Bioethik ist zu einer gesellschaftlichen Frage geworden.

Zugleich hat sich diese Debatte politisiert. Die Berufung von Ethik-Räten bis hin zum Nationalen Ethikrat zur Politikberatung oder die Arbeit von Ethik-Komitees sind dafür bezeichnend. Auch wenn es nach der Bundestagswahl 1988 nahezu anderthalb Jahre dauerte, bis die Einsetzung der ersten Bioethik-Enquetekommission erfolgte und dies maßgeblich auf den Protest bioethik-kritischer Menschen, Institutionen und Netzwerke hin geschah, gibt es damit eine demokratisch legitimierte Institution dieses Diskurses.

An dieser Vergesellschaftung der Bioethik-Debatte waren die Behindertenbewegung, die Diakonie und die Kirchen maßgeblich beteiligt.[2] Zu erinnern ist an die Auseinandersetzungen um die seit 1994 umstrittene Biomedizinkonvention des Europarates.[3] Insbesondere unscharfe Bestimmungen über die Einwilligungsproblematik begründeten und begründen weiterhin die Ablehnung der Konvention, was eine Unterzeichnung durch Deutschland bis heute verhindern konnte.

Auch bei den derzeitig umstrittenen Fragen haben Einwilligungsfähigkeit und Selbstbestimmungsrecht einen zentralen Stellenwert. Selbstbestimmung und Individualität sind jedoch zugleich in den Kontext wachsender Entscheidungsmöglichkeiten und Entscheidungsnotwendigkeiten gestellt. Deshalb spiegelt die Bioethik-Debatte auch die Pluralisierung der Gesellschaft und ihrer Wertbezüge wider. Bei bioethischen Positionierungen wird allerdings besonders deutlich, dass hier nicht nur Individuen über ihre Belange entscheiden, sondern zugleich über die Menschlichkeit urteilen. Ob gegenüber der Frage des eigenen Sterbens oder beim Umgang mit präskriptiven genetischen Daten, ob bei der Verfügung über Embryonen oder den Regelungen der medizinischen Forschung, immer wird auch über andere Menschen und letztlich unsere

Humanität entschieden. Insofern steht hinter den bioethischen Themen auch immer die Frage nach dem Menschenbild.

Menschenbilder sind wirkmächtige Konzeptionen und sind Ausdruck von Wertvorstellungen, denen wir uns verantwortlich fühlen. Sie beeinflussen unsere Präferenzen und Ängste. Jede bioethische Urteilsbildung reflektiert auf diese Weise ein anthropologisches Grundverständnis. Ein christliches Menschenbild widersetzt sich einer vordergründigen politischen Einordnung, aber es befindet sich mit seinen wertkonservativen Elementen in einer Auseinandersetzung mit liberalen Ansätzen. Das ist deshalb bemerkenswert, da auch christliche Menschenbilder Elemente der aufklärerischen Tradition aufgenommen haben. Der Liberalismus betont den Vorrang des Individuums und dessen möglichst unbeschränkte Freiheit des Handelns. Die Grenzen des zur Zeit Machbaren werden hier als Grenzen der Freiheit gesehen, die es möglichst weit hinaus zu schieben gilt. Forderungen nach uneingeschränkten Forschungsmöglichkeiten resultieren aus einem solchen Ansatz.

Allerdings gibt es in der Aufklärung gerade durch die programmatische Emanzipation im Denken auch starke Motive für eine humane Selbstbegrenzung. Die Bewahrung der Humanität durch die Vernunft läuft auf eine Anerkennung von Vorgegebenem hinaus, zu der zentral die Personalität gehört. Für den christlichen Glauben resultiert die Anerkennung der Personalität und Würde des Menschen aus dem Glauben und Wissen um Gottes Schöpfung und Fürsorge. Wir sind Gottes Ebenbilder und wir dürfen auf seine Gnade hoffen. Auch in den Antworten auf bioethische Herausforderungen sind wir auf Gottes Vergebung angewiesen, denn in Dilemmasituationen gibt es keine unproblematischen Entscheidungen. Dieses Zentrum des christlichen Glaubens auf die immer differenzierter werdenden Fragen und Zusammenhänge biologischer und medizinischer Forschung und Anwendung auszulegen, das ist die Aufgabe, vor der Kirche und Diakonie stehen.

2. Theorieansätze der bioethischen Auseinandersetzung

Ethik bzw. die Entstehung ethischer Diskurse ist Ausdruck der umstrittenen Fragen, die gerade nicht durch einfache Antworten gelöst werden können. Eine der zentralen Herausforderungen der Ethik besteht in der Vermittlung der Belange des Einzelnen und der Gesellschaft. Dazu wurde auch in der bioethischen Debatte auf grundlegende Theorieansätze ethischer Diskurse, die diese Vermittlung leisten sollen, Bezug genommen.

So herrschte in der bioetischen Debatte lange mit dem so genannten Prinziplismus von Tom L. Beauchamp und James Childress[4] die Vorstellung, dass auf der Basis allgemein anerkennungsfähiger Grundsätze eine Konsensfindung in der Praxis möglich sei. Neben dem Nicht-Schadens-Prinzip und dem Wohltuns-Prinzip sind dabei vor allem Autonomie und Gerechtigkeit leitende Prinzipien. Dabei wird Autonomie durchaus nicht als bedingungslose Freiheit missverstanden, sondern soll als überlegte Selbstgesetzgebung Verantwortlichkeit und Allgemeingültigkeit einbeziehen. Und auch Gerechtigkeit wird im Sinne von Fairness nicht auf ein Anspruchsprinzip verkürzt. Allerdings hat solch ein Prinziplismus Schwächen, die gerade in der bioethischen Debatte sichtbar werden. Einerseits wird auf einen Minimalkonsens Bezug genommen, der in Anbetracht des zunehmenden Pluralismus in Frage steht. Andererseits resultiert aus den verschiedenen Prinzipien die Notwendigkeit, bei divergierenden Konsequenzen in bioethischen Konflikten Lösungen durch prozedurale Verfahren zu suchen. Vermittlungsverfahren müssen jedoch nicht auf einen Kompromiss hinauslaufen, die divergierenden Voten verschiedener Gremien belegen dies eindrücklich.

Gegenüber einem solchen verfahrensorientierten Ansatz – den der Bonner Philosoph Ludger Honnefelder mit der Bemerkung kritisierte, dass die Addition von Ratlosigkeiten noch keine Normen setze[5] – verstärkt sich seit den 90er Jahren eine Art Gegenbewegung. Unterschiedliche Strömungen, für welche feministische, kommunitaristische, narrative und tugendethische Ansätze stehen, betonen eine stärkere Orientierung an den Bedürfnissen, den Erfahrungen und Beziehungen konkreter Personen. Ein personenorientierter Ansatz in der Bioethik gründet in der Anerkennung des Menschen als einem eigenständigen, einmaligen und unersetzlichen Individuum mit einem persönlichen Sinn, mit eigenen Vorstellungen vom Leben sowie einer eigenen unantastbaren Würde. Diese ist unabhängig von Alter, Gesundheit, Krankheit, Pflegebedürftigkeit, Orientierung, Leistung und sozialem Umfeld.

Dieser Fokus, der betroffene Menschen in die Mitte stellt, spiegelt sich auch im christlichen Gebot der Nächstenliebe. Nächstenliebe ist die aufmerksame, aber nicht vereinnehmende Zuwendung zum Nächsten, wie sie in Jesus Frage „Was soll ich euch tun?" (Mt 20,32) zum Ausdruck kommt. Auf den ersten Blick scheint diese Frage rhetorisch zu sein, denn die zwei Blinden am Straßenrand rufen die ganze Zeit „Herr, Sohn Davids hab Erbarmen mit uns!" Aber diese Frage kehrt die Intention der Handlung um. Zuwendung, Hilfe und alle Instrumente, die dafür in Anwendung gebracht werden, müssen offen bleiben für die wirklichen Belange des anderen. Für die Diakonie war und ist es ein mühsamer Weg, zwischen einer aus Verantwortung resultierender Fürsorge und einer die Eigenständigkeit des anderen achtenden Unterstützung das richtige Maß zu finden. Auch in der bioethischen Debatte, die in der Diakonie auf vielen Ebenen geführt wird und die sich mit sehr verschiedenen Sachfragen auseinandersetzt, geht es darum, diese Balance zu finden.

Die wachsenden Möglichkeiten des medizinischen und technologischen Umgangs mit menschlichem Leben müssen mit dessen Personalität in Übereinstimmung gebracht werden.

3. Aktuelle bioethische Herausforderungen
In der Öffentlichkeit werden derzeit die Grenzen des Forschungsklonens, der Umgang mit embryonalen Stammzellen oder der Einsatz der PID zur Selektion sogenannter Rettergeschwister kontrovers diskutiert. Immer wieder angeheizt durch sensationelle Nachrichten über neue Laborerfolge (wobei zumeist die Kette der Misserfolge unerwähnt bleibt) wird uns ein ständiges Verschieben der Grenzen des Machbaren suggeriert. Allerdings zielen diese Meldungen unverkennbar auf öffentliche Aufmerksamkeit und auf die Mobilisierung von Forschungsgeldern. Die Erwähnung potentieller therapeutischer Verfahren oder diagnostischer Möglichkeiten, die aus diesen Erfolgen resultieren sollen, bleiben unkonkret und vage. Die Erwähnung potenzieller Heilungschancen stellt hier zunächst nur einen Legitimationsversuch dar. Skeptische Stimmen wie die des Leiters des Deutschen Krebsforschungszentrums Otmar Wiestler bilden die Ausnahme. Wiestler sagte: „Ich persönlich glaube, dass das therapeutische Klonen in der Form, wie es jetzt vorgeschlagen wird, niemals in der Medizin zum Einsatz kommen wird. Das hat einen ganz handfesten wissenschaftlichen Grund: Man weiß seit längerem, dass Stammzellen, die auf diese Art gewonnen sind, Störungen in ihrem genetischen Programm haben."[6]

In der Diakonie stehen besonders die bioethischen Themen in der Mitte der Auseinandersetzung, die in diakonischen Arbeits- und Handlungsfeldern von Bedeutung sind. Dazu gehören an prominenter Stelle die Fragen der Forschung an nicht einwilligungsfähigen Menschen, d.h. der Umgang mit Menschen, die selbst nicht mehr über die sie betreffenden medizinischen und technisch-unterstützenden Maßnahmen entscheiden können.

3.1 Forschung und die Instrumentalisierung des Menschen
Schon zum Entwurf der europäischen Biomedizin-Konvention hat das Diakonische Werk formuliert, dass „die Einwilligung in fremdnützige Forschung grundsätzlich nur vom Betroffenen selbst und nicht stellvertretend für ihn erteilt werden"[7] kann. Forschung an Menschen stellt einen Eingriff in seine körperliche Integrität dar und verletzt das verfassungsmäßig garantierte Grundrecht auf körperliche Unversehrtheit, wenn sie nicht durch ein ausdrückliches informiertes Einverständnis legitimiert wird. Als Ausdruck der Persönlichkeit rettet dieses Einverständnis die Betroffenen vor einer Instrumentalisierung, insbesondere da das Einverständnis jederzeit zurückgezogen werden kann.

Aus diesem Grund kann diese Einwilligung bei nicht einwilligungsfähigen Menschen nicht ersetzt werden. Allerdings kennt dieses Prinzip der Anerkennung der körperlichen Unversehrtheit schon immer die Ausnahme, dass Eingriffe, die für die Wiedererlangung oder den Erhalt des Wohlbefindens notwendig sind – oder wenigsten erscheinen –, eine stellvertretende Einwilligung durch den Betreuer oder Erziehungsberechtigen erlauben. Diese Einwilligung, die die Intention des Betroffenen zum Ausdruck bringen muss, ist an enge Kriterien gebunden. Daraus ergibt sich die Notwendigkeit und Problematik einer schwierigen Abwägung, denn potentieller Nutzen und die Auswirkungen auf das Wohl des Patienten stehen bei den differenzierten medizinischen Möglichkeiten in keinem einfachen Verhältnis zueinander. Wenn die Überzeugung vorherrscht, dass ein unmittelbarer Nutzen für die Gesundheit der betroffenen Person mit genügender Wahrscheinlichkeit aus dem Eingriff resultieren wird, kann – oder muss vielleicht sogar – eine stellvertretende Einwilligung gegeben werden.

Noch weiter spitzt sich die Problematik dieser Güterabwägung zu, wenn neben den Auswirkungen für die Gesundheit und das Wohlbefinden der Betroffenen andere Motive und Interessen eine Rolle spielen. Dies ist der Fall in der klinischen Forschung. Hier kommen der Arzt und die Institution in einen Zielkonflikt, wenn nicht allein das Wohlergehen des Patienten handlungsleitend ist, sondern auch Forschungsinteressen verfolgt werden. Behandlungen im Rahmen von Heilversuchen schienen lange einen guten Kompromiss darzustellen, da hier einerseits ein unmittelbarer Nutzen für die Betroffenen erwartet wurde und andererseits Auswertungen und Beobachtungen zusammengetragen und in gewissem Umfang systematisiert werden können. Eine wenigstens potentielle Eigennützigkeit wurde zwingend verlangt; fremdnützige Ergebnisse blieben sekundär. Allerdings zeigten sich auch zwei entscheidende Grenzen dieses Ansatzes, denn Heilversuche sind, da sie allein in die ärztliche Verantwortung gestellt sind, missbrauchsanfällig. Es gibt keine ausreichende Kontrolle bzw. Genehmigung, was im Rahmen von Heilversuchen zulässig ist. Individuelle Heilversuche setzen Patienten unter Umständen beträchtlichen Risiken aus. Es zeigte sich weiter, dass die Auswertung von Heilversuchen für Forschungszusammenhänge häufig unzureichend sind.

Seit dem Herbst 2003 wurde in Deutschland die rechtliche Umsetzung der EU-Richtlinie „Good Clinical Practice" diskutiert. Mit der Novellierung des Arzneimittelgesetzes, die nach einem Kompromiss im Vermittlungsausschuss von Bundesrat und Bundestag im August 2004 rechtskräftig wurde, wurde neben der bislang gültigen Unterscheidung zwischen eigennützig und fremdnützig eine neue rechtliche Differenzierung eingeführt. Künftig sind „gruppennützige" Maßnahmen im Rahmen der Arzneimitteltestung an Minderjährigen zulässig, sofern diese alternativlos sind. Im Interesse einer von vielen Seiten geforderten Verbesserung der Arzneimittelsicherheit für Kinder (darunter auch Pädiater aus diakonischen Einrichtungen) wurde die klinische Prüfung bei Kindern und Jugendlichen unter bestimmten Voraussetzungen auch dann gestattet, wenn nicht nur ein individueller Nutzen für die betreffende

Person, sondern auch ein künftiger Nutzen für die betreffende Patientengruppe erwartet werden kann.

Kritisiert wurde, dass diese Gruppennützigkeit eine entscheidende kategoriale Verschiebung darstellt, denn unter bestimmten Bedingungen werden damit fremdnützige Maßnahmen erlaubt. Zwischen „Gruppen-" und „Fremdnützigkeit" bestehe aus ethischer und verfassungsrechtlicher Sicht kein relevanter Unterschied, denn in beiden Fällen kommen die Forschungsergebnisse nicht unmittelbar den Probanden zugute. Wenn die Legitimation von Maßnahmen durch einen unmittelbaren Nutzen über diese Brücke zwischen allgemeinen und individuellen Vorteilen erweitert wird, entsteht nicht nur eine Instrumentalisierungsgefahr. Es wird eine utilitaristische – also eine am erwarteten Nutzen orientierte Bewertung – Rechtfertigung eingeführt. Dass in der Folge über die Definitionen der zulässigen minimalen Belastungen, der minimalen Risiken, der Genehmigungsverfahren, der rechtlichen Verbindlichkeit und der Haftungen gestritten wurde, lag in der Logik dieses Kompromisses.

Dass dieser auch von der Diakonie nicht rundweg abgelehnt wird, liegt in der erhofften Verbesserung der Arzneimittelsicherheit bei Kindern und Jugendlichen. Die verbreitete so genannte „Off-Label-Verordnung" für Kinder nicht zugelassener Präparate bzw. das Fehlen geeigneter Medikamente ist kein akzeptabler Zustand. Da dies nur über systematische klinische Studien und entsprechende Zulassungsverfahren verändert werden kann, kommt es auf eine transparente und effektive Kontrolle der Studien und Forschungsvorhaben an. Insbesondere die Interpretation dessen, was unter minimalem Risiko und minimaler Belastung in der Praxis der Forschung verstanden wird und als akzeptabel erscheint, muss kritisch beobachtet werden. Auch Untersuchungen wie Wiegen, Messen, Blutabnehmen können erhebliche psychische Belastungen auslösen. Obwohl Minderjährige im juristischen Sinn nicht einwilligungsfähig sind, muss die Berücksichtigung einer ihrem Alter entsprechenden Zustimmung (assent) Beachtung finden.

Festzuhalten ist, dass „gruppennützige" Versuche mit nicht einwilligungsfähigen Erwachsenen nicht zugelassen wurden. In der Gesetzesnovelle wird fremdnützige Forschung mit behinderten Menschen explizit ausgeschlossen. In der Debatte wurde die Differenzierung der gesamten Gruppe nicht einwilligungsfähiger Menschen damit begründet, dass sich Kinder und Jugendliche physiologisch von Erwachsenen derart unterscheiden, dass Vergleichsgruppen nur innerhalb ihrer Altersklassen gefunden werden können. Es bleibt eine Besorgnis der möglichen Ausdehnung „gruppennütziger" Tests. Der kann nur dadurch begegnet werden, indem die Gründe, die in der Novellierung des Arzneimittelgesetzes angeführt wurden, ernst genommen werden.

3.2 Sterben und die Selbstentwürdigung des Menschen

Ein anderes Thema, das derzeit die Diskussion im bioethischen Bereich beherrscht, ist die Frage um ein der Würde des Menschen entsprechendes Sterben. Verschiedene Gremien wie der Nationale Ethikrat und die Bioethik-Enquetekommission beschäftigen sich mit diesem Thema. Auf der einen Seite stehen wachsende Möglichkeiten der Medizin und der Pflege, über deren Einsatz entschieden und die verantwortet werden müssen. Auf der anderen Seite stehen Befürchtungen im Blick auf Schmerzen, geistige Veränderungen, Pflegeabhängigkeit, Verlust der Kontrolle über den eigenen Körper, die ein Motor dieser Auseinandersetzung sind. Viele empfinden die Vorstellung, leidend, schwer pflegebedürftig, dement oder abhängig zu sein, im Blick auf ihre bisherige Lebensvorstellung und ihr bisherige Lebensentwicklung als „entwürdigend". Das stellt eine problematische Selbstentwürdigung dar.

Zu begrüßen ist, dass dieses „Sich-selbst-die-Würde-Absprechen" bislang nicht den Konsens in der Ablehnung der aktiven Sterbehilfe und der ärztlichen Suizidhilfe aufgeweicht hat. So gab es eine breite Welle von Distanzierungen gegenüber dem Bericht der Bioethikkommission des Landes Rheinland-Pfalz zur „Sterbhilfe und Sterbebegleitung"[8], in dem eine Tendenz zur Legalisierung der aktiven Sterbehilfe unverkennbar ist.

Durch die Arbeitsgruppe „Patientenautonomie am Lebensende" im Bundesministerium der Justiz wurde am 10. Juni 2004 ein Abschlussbericht vorgelegt. Die Arbeitsgruppe hat sich mit Fragen der Verbindlichkeit und Reichweite von Patientenverfügungen befasst. Vor allem aus juristischer Perspektive wird in dem Bericht argumentiert, dass Patientenverfügungen eine Weiterführung des Selbstbestimmungsrechts der Betroffenen sind, deren rechtliche Bindungswirkung gerade in dem Moment, wo keine eigene Zustimmungsfähigkeit mehr gegeben ist, nicht eingeschränkt werden dürfen. Die Bedeutung und Verbindlichkeit von Patientenverfügungen wird ebenfalls in den überarbeiteten „Grundsätzen der Bundesärztekammer zur ärztlichen Sterbebegleitung"[9] stärker als zuvor herausgestellt. In der erwarteten Novellierung des Betreuungsrechts in den §§ 1901 und 1904 BGB wird die Frage nach der rechtlichen Bindungswirkung von Patientenverfügungen zentral sein.

Es stellt sich die Frage, inwieweit bzw. mit welchen Einschränkungen ein in einer Patientenverfügung niedergelegter Patientenwille dem Willen eines aktuell einwilligungsfähigen Menschen gleichgesetzt werden kann. Dass ein aktuell geäußerter Patientenwillen grundsätzlich zu respektieren ist, bleibt so lange unproblematisch, wie die Eigenverantwortung des Patienten gestützt und ihm selbst Konsequenzen aufgezeigt werden können. Selbstbestimmung und Patientenwille sind keine isolierten Größen sondern sie sind eingebettet in kommunikative und soziale Beziehungen. Eine unbedingte Geltung des Patientenwillen wird jedoch begrenzt durch das Ethos und die Persönlichkeit der Ärzte und Pflegenden, die ihrerseits nicht instrumentalisiert werden dürfen. Die Verpflichtung, neben der Achtung des Patientenwillens auch nach dem Wohl des Patienten zu streben und Schaden von ihm abzuwenden, ist Ausdruck der Selbstbestimmung des Arztes, von Angehörigen und des Pflegepersonals. Auch die Sorge um das Wohl des Patienten gehört zur Anerkennung seiner Würde.

Aus der Sicht der Diakonie und der Hospizarbeit kommt noch ein weiterer wesentlicher Punkt für die Bewertung von Patientenverfügungen hinzu. Das Ideal des „würdigen" Sterbens meint in der Regel ein Sterben ohne Leiden, bei klarem Bewusstsein, in Begleitung Nahestehender und ein friedliches Entschlafen. Oft entspricht die Wirklichkeit der Sterbeprozesse diesem Ideal jedoch nicht. Hinzu kommt, dass Verfügungen, die ein möglichst schnelles und schmerzloses Sterben herbeiführen sollen, diese Wirklichkeit nicht verändern, sondern ihr ausweichen. Hier zeigt sich ein unbarmherziger Erwartungsdruck, hervorgerufen auch durch falsche Konnotationen des Würdebegriffs. Die dem Menschen zukommende Würde ist nicht in Fähigkeiten und Eigenschaften begründet, die er noch im Sterbeprozess behaupten muss. Solch ein Bemühen um Würde muss – vor allem, wenn Würde und Selbstwertgefühl eng miteinander verbunden werden – scheitern, spätesten, wenn uns der Körper im Stich lässt. Die dem Menschen zukommende Würde, weil er von Gott geschaffen und angenommen ist, wird nicht dadurch, dass er leidet, pflegeabhängig, dement oder sterbend ist, in Frage gestellt. So wie unser Menschsein durch Beeinträchtigungen unserer Möglichkeiten und unserer Persönlichkeit nicht aufgehoben ist, so wird auch unsere Würde nicht durch Leiden und Sterben negiert. Der Auferstehungsglaube impliziert eine Anerkennung der Menschenwürde, die über den Tod hinausgeht.

Die Gleichsetzung von Selbstbestimmung und Würde geht wie das Ideal des „würdigen" Sterbens von einem Verständnis von Würde aus, wonach wir selbst unsere Würde behaupten müssen. Solch ein Postulat stellt das Sterben unter einen Leistungsdruck, der Betroffene, Angehörige und Pflegende belastet und leistet der herrschenden Tabuisierung von Tod und Sterben Vorschub. Der Versuch liegt nahe, mit einer vorsorglichen Willenserklärung der Angst vor „unwürdigem" Leiden und Sterben zu begegnen.

Die politische und juristische Debatte um die Reichweite von Patientenverfügungen findet vor dem Hintergrund gesellschaftlicher Trends statt. Trotz der emphatischen Hochschätzung der Selbstbestimmung, liegen die Fragen nach fremd bestimmenden Einflüssen auf der Hand. Sowohl die Motivation zur Abfassung als auch der Inhalt von Patientenverfügungen können dieses Instrument einer freien Willensäußerung unter der Hand in einen Akt indirekter Fremdbestimmung verkehren.

Das Klischee einer als „Apparatemedizin" geschmähten Intensivmedizin und die damit wach gehaltene Angst vor medizinischer Überversorgung, die ein natürliches Sterben behindere und die Zeit des Leidens unnötig verlängere, können einen Entscheidungsdruck erzeugen. Auch die Angst, den Angehörigen als „Pflegefall" zur Last zu fallen, wird immer wieder geäußert.

Eindrucksvoll hat der Soziologe Norbert Elias beschrieben, dass das größte gesellschaftliche Problem nicht die medizinische Überversorgung, sondern die Einsamkeit der Sterbenden ist. Der soziale Tod vor dem körperlichen Sterben untergräbt das Selbstwertgefühl. Für sterbende Menschen ist neben der Frage nach ihrem Gott- und Selbstverhältnis der einfühlsame und respektvolle Umgang mit ihnen und ihre Begleitung entscheidend. In der Sterbebegleitung geht es nicht um ein „würdiges" Sterben, sondern darum, einem Sterbenden so zu begegnen, dass ihm verbal und nonverbal die Achtung entgegengebracht wird, die seiner Würde entspricht. Die Anerkennung der Würde des Menschen kann sich jedoch nicht auf die Anerkennung seines Willens beschränken. Erst recht nicht, wenn deutlich wird, dass Verfügungen und Äußerungen der Versuch sind, wahrgenommenen oder antizipierten Würdeverletzungen auszuweichen.

In der Hospizarbeit geht es deshalb neben der Pflege und Betreuung darum, kranke und sterbende Menschen in ihrer Selbstachtung und Würde zu bestärken, die sie nicht demonstrieren oder behaupten müssen, sondern die ihnen unverlierbar gegeben ist.

In der bioethischen Debatte geht es darum, den Freiraum für zwischenmenschliche Nähe und diakonische Zuwendung so weit offen zu halten, dass eine der Würde des Menschen entsprechende Sterbebegleitung möglich bleibt. Hierzu müssen nicht nur die Ausstattungen stationärer und ambulanter Hospize weiter verbessert werden. Gleichzeitig muss die Debatte um die Menschenwürde weitergeführt werden, die eben nicht in einer Gleichsetzung mit Eigenschaften bzw. Fähigkeiten wie Gesundheit, Schönheit, Produktivität aufgeht.

4. Personalität und Verobjektivierung des Menschen

Mit den sich weiter entwickelnden medizinischen Möglichkeiten wird auch die Debatte um die Personalität und die Selbstbestimmung des Menschen weiter gehen. Nicht nur, wenn der Mensch „zerlegt" wird in abstrakte Gebilde wie Gewebe, genetische Daten, Ei-, Samen oder Stammzellen, auch im differenzierten Zugriff medizinischer Methoden steckt eine Tendenz zur Verobjektivierung. Und obwohl viele Anstrengungen darauf zielen, das System medizinischer und pflegerischer Leistungen partizipatorisch weiter zu entwickeln, werden Patienten allzu leicht zu Objekten. Dem entspricht die nicht übersehbare Gefahr zur Selbstobjektivierung des Menschen.

Auf das Bild, das wir von uns haben, hat die Entschlüsselung des menschlichen Genoms einen starken Einfluss gewonnen. Die Vorstellung, dass etwas bekannt ist, impliziert die Erwartung, dass etwas manipulierbar sei, wobei angenommen wird, dass die Präzision der Manipulation mit dem Grad der Kenntnis steigt. Die Nachricht von der vollständigen Entschlüsselung des menschlichen Genoms war dementsprechend von zahlreichen Visionen zukünftiger Möglichkeiten begleitet. Es scheint, als ob die Genetik z.Zt. als Spitze des medizinischen Fortschritts auch die Vorstellungen des Machbaren in neue Dimensionen treibt.

Auch wenn inzwischen eine gewisse Ernüchterung eingetreten ist, kann man sich des Eindrucks prinzipieller Machbarkeit nicht erwehren, der ab und zu durch utopisch technokratische Zukunftsphantasien bedient wird. Die völlige Mach- und Planbarkeit, die Vermaterialisierung, in der aus menschlichem Leben Ausgangsstoff für alle möglichen Manipulationen wird, scheint nur eine Frage der Zeit zu sein. Unter der Hand, sozusagen hinter dem Rücken von uns Handelnden, verändert sich dabei unser Bild von uns selbst. Wir werden bis in den Kern – soll ich sagen Zellkern – hinein zum Gestaltungsobjekt, dessen Modellierung zur Lebensaufgabe wird. Dabei scheinen Therapie, Korrektur und Enhancement – also die Verbesserung der natürlichen Verfassung – nur graduelle Unterscheidungen zu sein.

Die Behindertenbewegung hat sich lange gegen eine Gleichsetzung von Krankheit und Behinderung gewehrt. Die Abkehr vom medizinischen Krankheitsbild hat Menschen mit Behinderung aus der Rolle des passiven, hilflosen Patienten befreit, der geheilt und dem geholfen werden muss.

Durch die biomedizinische Forschung und die von ihr intendierten Methoden droht eine Renaissance dieser Gleichsetzung. Prädiktive Gentests zielen darauf genetische Abweichungen als potentielle Krankheiten festzustellen und präventiv zu therapieren. In Zusammenhang mit anderen Methoden, die immer mehr Korrekturen und Verbesserungen zum Gegenstand medizinischen Handelns machen, kommt es zu einer Pathologisierung des Körpers. Nicht mehr die Annahme des menschlichen Lebens steht im Mittelpunkt, sondern seine optimale Gestaltung.

Angesichts dieser Tendenz spricht der Giessener Medizingeschichtler Volker Roelcke von einer „Sakralisierung menschlichen Lebens".[10] Die Aussicht auf ein vages, in der Zukunft liegendes biologisch definiertes Heil rechtfertige einen qualitativ veränderten Umgang mit menschlichem Leben heute: „Das leidensfreie Leben einer fernen, im wesentlichen von Wissenschaftlern gezeichneten Zukunft wird damit zum absoluten Wert, dem die Entwertung heutiger menschlicher Existenz gegenübersteht."[11]

Im diakonischen Handeln ist dagegen bewusst, dass der Mensch als Geschöpf Gottes und in seiner Beziehung zu Gott gerade durch seine Unvollkommenheit und eine Grundpassivität ausgezeichnet ist. Unvollkommenheit meint hier, dass der Mensch als ein Mängelwesen zur Welt kommt, der Zusammenhang zwischen Schuld und physischem Übel begründet die Endlichkeit des Menschen, die eine notwendige Folge seiner Gottesbeziehung ist. Grundpassivität meint, dass Geburt und Tod das Menschsein charakterisieren, „dass wir uns vor allem Tun und Lassen, allem Handeln und Erleiden immer schon gegeben sind und schließlich entzogen werden".[12]

1 Johann S. Ach, Christa Runtenberg, Bioethik: Disziplin und Diskurs. Zur Selbstaufklärung angewandter Ethik, Frankfurt/M., New York 2002, 18.

2 Vgl. Chancen und Grenzen der Biomedizin. Diakonische Perspektiven zur Bioethik. Symposium des Diakonischen Werkes der Evangelischen Kirche in Deutschland e.V. am 08./09. Oktober 2001. Diakonie-Dokumentation 05/02.

3 Vgl. Norbert Ammermann, Die Menschenrechtskonvention zur Biomedizin (Bioethikkonvention). Eine kritische Handreichung. Münster 1999.

4 Tom L. Beauchamp/Lames Childress, Principles of Biomedical Ethics, New York/Oxford 1994.

5 Vgl. Florian Staeck, Die Suche nach einem Konsens über strittige Fragen in der Biomedizin muss ohne einen Königsweg auskommen. In: Ärzte Zeitung, 18.06.2002.

6 Otmar Wiestler, Leiter des Deutschen Krebsforschungszentrums, im Deutschlandfunk Interview unter dem Thema „Therapeutisches Klonen kaum in der Medizin einsetzbar", 20.8.2004.

7 Jeder Mensch ist zum Bild Gottes geschaffen. Arbeitsergebnisse der Projektgruppe Auswirkungen der modernen Medizin im Bereich der Diakonie. Diakonie Korrespondenz 02/2003, S. 23.

8 Bericht der Bioethik-Kommission des Landes Rheinland-Pfalz vom 23. April 2004: Sterbehilfe und Sterbebegleitung Ethische, rechtliche und medizinische Bewertung des Spannungsverhältnisses zwischen ärztlicher Lebenserhaltungspflicht und Selbstbestimmung des Patienten.

9 Vom 30.4.2004, Deutsches Ärzteblatt, Heft 19, 7. Mai 2004.

10 Volker Roelcke, Medizin und Menschenbild. Anthropologie und Wertsetzungen in der „molekularen Medizin". In: W. Vögele, A. Dörries (Hgg.): Menschenbild in Medizin und Theologie. Fachsymposium zum interdisziplinären Dialog. Loccumer Protokolle 25/2000, 9-19, 15.

11 Ebenda

12 Ulrich H.J. Körtner:„Was ist der Mensch, dass du seiner gedenkst?" – Fragen und Antworten theologischer Anthropologie im Gespräch mit der Medizin. In: W. Vögele/ A. Dörries (Hgg.): Menschenbild in Medizin und Theologie. Fachsymposium zum interdisziplinären Dialog. Loccumer Protokolle 25/2000, 47-75, 65.

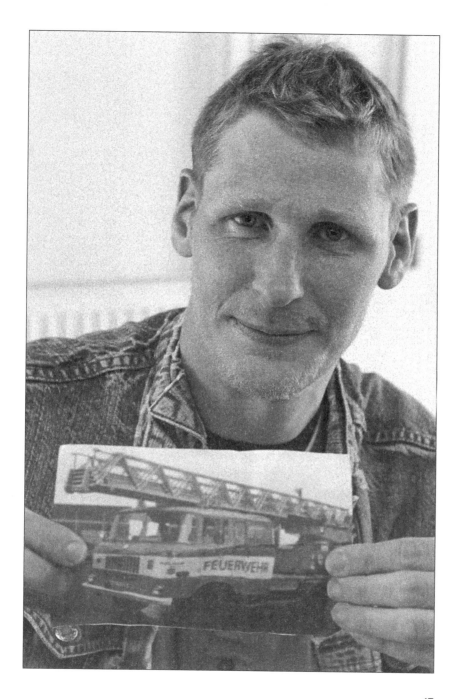

Katrin Grüber

Menschenwürde und Forschungsinteressen

Häufig wird angenommen, dass Wissenschaft wertfrei, also ohne Interesse sei. Der Titel dieses Beitrages weist aber darauf hin, dass es Forschungsinteressen gibt. Es soll deshalb das Verhältnis von Menschenwürde und Forschung beleuchtet werden und dabei auch offen gelegt werden, inwieweit wissenschaftliche Fragestellungen durch Akteure beeinflusst sind. Klaus Michael Meyer-Abich begründet, dass die wertfreie Forschung ein Mythos ist. „Das Interesse an bestimmten Fragen, deren Antwort man noch nicht kennt, ist aber niemals genauso zu begründen, geschweige denn zu beweisen, wie die dabei herauskommenden Ergebnisse... Sogar in der Wissenschaft also sind letztlich Wünsche die Mütter und Väter der Gedanken. Die Wissenschaft ist nicht so wissenschaftlich wie ihre Ergebnisse".[1]

Der frühere Richter am Bundesverfassungsgericht Dieter Grimm konkretisiert und aktualisiert diese Einschätzung. Die Wissenschaft werde immer wirtschafts- und politiknäher, weshalb die Wissenschaft unter die Relevanzkriterien von Wirtschaft und Politik gerate. „Weniger bei der Frage, wie geforscht wird, wohl aber bei der Frage, was geforscht wird, sind zunehmend wissenschaftsfremde Gesichtspunkte ausschlaggebend. Auch deshalb ist der Begriff der Grundlagenforschung oft nicht angemessen, denn ihrem Wesen nach ist sie nicht zielgerichtet, sie ist zweckfrei."[2]

Forschungsfreiheit im Grundgesetz
Deshalb sollte immer wieder kritisch gefragt werden, inwieweit die Väter und Mütter des Grundgesetzes jegliche Forschung im Auge hatten, als sie im Art. 5 Abs. 3 Satz 1 GG formulierten: „Kunst und Wissenschaft, Forschung und Lehre sind frei." In der Debatte um die moderne Biomedizin wird mitunter von Seiten der Wissenschaft Forschungsfreiheit als Anspruchsrecht, quasi alles tun zu dürfen, definiert. Auch vor dem genannten Hintergrund ist dieses Denken zu hinterfragen. Schließlich kann Forschung weit reichende Konsequenzen haben. Deshalb gibt es immer wieder Debatten darüber, ob alles gemacht werden darf, nur weil es technisch machbar ist und ob nicht Grenzziehungen nötig sind. Der frühere Bundespräsident Rau weist darauf hin, dass diese Debatte nicht nur innerhalb der Wissenschaft stattfinden solle: „Wenn wir darüber sprechen, welche Möglichkeiten wir nutzen sollen und welche nicht, dann geht es aber nicht in erster Linie um wissenschaftliche oder technische Fragen. Wir müssen vielmehr Wertentscheidungen treffen. Wir

müssen entscheiden, welche technische Möglichkeit sich mit unseren Werten vereinbaren lässt und welche nicht."³

Die parlamentarischen und gesellschaftlichen Auseinandersetzungen um die Forschung an embryonalen Stammzellen waren von solchen Wertentscheidungen geprägt.

Forschung an Embryonen
Die Forschung an embryonalen Stammzellen befindet sich in der Frühphase. Es ist völlig ungewiss und es können zum jetzigen Zeitpunkt keine seriösen Prognosen darüber abgegeben werden, ob sie jemals zur Behandlung von Krankheiten eingesetzt werden können. Es ist allerdings davon auszugehen, dass das Versprechen, eine Heilung sei in der nahen Zukunft möglich, einen Einfluss hatte. So hat der frühere Bundespräsident Roman Herzog ausgeführt: „Ich bin nicht bereit, einem mukoviszidosekranken Kind, das, den Tod vor den Augen, nach Luft ringt, die ethischen Gründe zu erklären, die die Wissenschaft daran hindern, seine Rettung möglich zu machen."⁴

Der australische Bioethiker Savulescu meint sogar: „Die Forschung an embryonalen Stammzellen hat das Potential, die Medizin zu revolutionieren und Millionen von Leben zu retten. Wir sind verantwortlich für Menschen, die sterben, während die Forschung verzögert wird. Es ist unethisch, die Forschung an embryonen Stammzellen und dem thrapeutischen Klonen zu verhindern oder zu verzögern."

Solche Aussagen suggerieren, es gäbe konkrete Heilungsaussichten. Tatsächlich aber werden vage Heilungsaussichten gegen die Rechte von Embryonen abgewogen. In der Auseinandersetzung um die Forschung an embryonalen Stammzellen wird immer wieder angezweifelt, dass Embryonen derselbe Menschenwürdeschutz zusteht wie geborenen Menschen. Hille Haker weist im Zusammenhang mit der Debatte über eine mögliche Zulassung der Präimplantationsdiagnostik darauf hin, dass es gute Gründe gibt, ihnen diesen Schutz zuzusprechen – im eigenen Interesse wie im Interesse aller geborenen Menschen. Ansonsten sei nicht auszuschließen, dass andere Leben danach beurteilen würden, ob es lebenswert sei.⁵

Das Stammzellgesetz
Die Abgeordneten des Deutschen Bundestages haben nach einer intensiven Debatte am 20. Juni 2002 das Gesetz zur Sicherstellung des Embryonenschutzes im Zusammenhang mit Einfuhr und Verwendung menschlicher embryonaler Stammzellen (Stammzellgesetz) verabschiedet. Der erste Satz lautet: „Zweck dieses Gesetzes ist es, im Hinblick auf die staatliche Verpflichtung, die Menschenwürde und das Recht auf Leben zu achten und zu schützen und die Freiheit der Forschung zu gewährleisten." Um den genannten Zweck zu gewährleisten, wurde fest-

geschrieben, „1. die Einfuhr und die Verwendung embryonaler Stammzellen grundsätzlich zu verbieten,
2. zu vermeiden, dass von Deutschland aus eine Gewinnung embryonaler Stammzellen oder eine Erzeugung von Embryonen zur Gewinnung embryonaler Stammzellen veranlasst wird, und
3. die Voraussetzungen zu bestimmen, unter denen die Einfuhr und die Verwendung embryonaler Stammzellen ausnahmsweise zu Forschungszwecken zugelassen werden."[6]

Dieses Gesetz ist sehr unterschiedlich wahrgenommen worden. Die einen haben kritisiert, dass damit die Forschung an Embryonen in Deutschland erlaubt sei. Einige Wissenschaftler haben gewarnt, der Forschungsstandort Deutschland sei in Gefahr, wenn solch enge Grenzen gezogen würden. Seit Inkrafttreten wurden insgesamt sieben Projekte von der zuständige Behörde, dem Robert-Koch-Institut genehmigt. Es sei darauf hingewiesen, dass im ersten Satz des Stammzellgesetzes Menschenwürde, das Recht auf Leben und die Forschungsfreiheit auf die gleiche Ebene gestellt wurden. Bisher hatte der Artikel 1 Abs. 1 GG, eine Sonderstellung. Er lautet: „Die Würde des Menschen ist unantastbar. Sie zu achten und zu schützen ist Verpflichtung aller staatlicher Gewalt."

Das Bundesverfassungsgericht hat in verschiedenen Urteilen auf diesen Artikel Bezug genommen. So heißt es „Wo menschliches Leben existiert, kommt ihm Menschenwürde zu."[7] In einem Urteil wurde 1992 ausgeführt: „Jeder besitzt sie, ohne Rücksicht auf seine Eigenschaften, seine Leistungen und seinen sozialen Status. Sie ist auch dem eigen, der aufgrund seines körperlichen oder geistigen Zustands nicht sinnhaft handeln kann, selbst durch ‚unwürdiges' Verhalten geht sie nicht verloren.[8]

„Die Würde des Menschen, also jedes Menschen, ist geschützt. Staatsangehörigkeit, Lebensalter, intellektuelle Reife, Kommunikationsfähigkeit sind unerheblich, nicht einmal Wahrnehmungsfähigkeit ist vorausgesetzt, damit auch nicht das Bewusstsein von der eigenen Würde oder gar ein ihr entsprechendes Verhalten."[9]

Die Reichweite der Menschenwürde
In der Bioethik gibt es Konzepte, in der die Wahrung und Achtung der Menschenwürde an Bedingungen geknüpft wird. Der prominenteste Vertreter dieser Richtung ist der australische Bioethiker Peter Singer. Es wird abgeleitet, dass Menschen nur dann Rechte hätten, wenn sie im Besitz von Interesse seien. Das Interesse Schmerzen zu vermeiden, sei an Empfindungsfähigkeit, das Interesse zu leben, an Selbstbewusstsein gebunden. In der Konsequenz werden Embryonen, teilweise aber auch Säuglingen oder Menschen mit schwerer geistiger Beeinträchtigung dementsprechende Rechte abgesprochen. Gegen diese Konzepte spricht, dass sich niemand dauerhaft auf die Achtung seiner Rechte verlassen könnte, weil er oder sie die hierfür geforderten Fähigkeiten jederzeit verlieren kann.[10]

Globale Forschungsförderung und „Menschenwürdige Verhältnisse"
Einige leiten aus der Forderung nach „menschenwürdigen" Zuständen den gerechten Zugang zu gesellschaftlichen Ressourcen ab. Für die Frage der Verteilung von Ressourcen in der Medizin, aber auch in der medizinischen Forschung ist dies von hoher Relevanz. Die berühmte Triebfeder der Forschung, die wissenschaftliche Neugier, stößt in der Praxis immer dann an ihre Grenzen, wenn die Finanzierung, sei es von staatlicher Seite oder von den Wissenschaftsorganisationen, unterbleibt. Dies hat Konsequenzen.

Bereits heute könnte mit vergleichsweise minimalen finanziellen Mitteln der tödliche Ausgang von anderswo harmlosen Infektionskrankheiten vermieden werden. Jedes Jahr sterben ca. eine Million Menschen an Malaria. Die WHO bemüht sich seit den 50er Jahren, diese Krankheit auszurotten, allerdings gab es aus öffentlichen Mitteln wenig Geld für Forschung oder Behandlung. Im Bericht „Human development 2002"[11] heißt es: „1992 wurden 90% der weltweit für ausgegebenen Gelder für Gesundheitsforschung für 10% der Gesundheitsprobleme ausgegeben." Oder, anders ausgedrückt: fast das gesamte Geld kommt einem Zehntel zugute.[12] Die Frage, woran geforscht wird und woran nicht, ist also im Wesentlichen eine Frage, wohin die Gelder fließen. Besonders eklatant ist der Nachholbedarf für Krankheiten wie Chagas und Leishmanose. Sie sind nicht selten, weil viele Menschen an ihnen erkranken, an Chagas z.B. 500 000, aber vernachlässigt, denn bisher gab es kein Interesse von Seiten der Industrie und der Regierungen, entsprechende Medikamente zu entwickeln. Erfreulicherweise haben die "Ärzten ohne Grenzen", die „Drugs for Neglected Diseases Initiative" – die Initiative für vernachlässigte Krankheiten – mit anderen zusammen gegründet, um hier Abhilfe zu schaffen.

Ausrichtung der Forschungsförderung auf biotechnologische Ansätze
Vor einigen Jahren hat die Gesellschaft für Humangenetik auf das Problem eines Ungleichgewichtes hingewiesen: „Eine Förderung molekulargenetischer Forschung am Menschen muß von intensiver Unterstützung rehabilitativer und sozialer Maßnahmen für Behinderte begleitet sein. Ein Ungleichgewicht staatlicher Förderung muß als behindertenfeindlich angesehen werden und ist auch geeignet, humangenetische Forschung und Praxis allgemein in Misskredit zu bringen".[13] Würde man den von der Gesellschaft für Humangenetik vor über zehn Jahren vorgeschlagenen Maßstab, an den sich wahrscheinlich kaum einer erinnert, anlegen, so müsste die jetzige Verteilung von Forschungsgeldern als behindertenfeindlich eingestuft werden, weil es tatsächlich ein Ungleichgewicht gibt.
Die jetzige Bundesregierung hat noch stärker als die Vorgänger-Regierung ihre strategische Ausrichtung in Richtung der Biotechnologie verschoben zu Ungunsten anderer Methoden und verspricht sich davon

„ursächliche Heilung" von Krankheiten. Selbst bei Programmen, die explizit nicht gentechnische Ansätze fördern wie dem zur Einrichtung von medizinischen Kompetenznetzen für Herz-Kreislauf-Erkrankungen, wird von Antragsstellern erwartet, dass sie wegen der Synergieeffekte Schnittstellen z. B. mit dem Genomforschungsnetz herstellen.[14]

Die Gelder sind ungleich verteilt. Fast die gesamten Gelder im Bereich der Medizinforschung fließen in Bereiche, die direkt oder unmittelbar mit biotechnologischen Methoden arbeiten. Dies bedeutet, dass das Programm zur Förderung der Biotechnologie mit ca. 700 Mio. Euro gefördert wird und die Genomforschung 175 Mio. Euro erhält. In das Programm Umwelt und Gesundheit dagegen fließen nur 700.000 Euro und für den Kinder- und Jugendgesundheitssurvey werden 2,5 Mio. Euro ausgegeben.[15]

Prioritäten bei der Forschungsförderung auf EU-Ebene
Auch Entscheidungsträger auf der EU-Ebene begründen die Konzentration auf die Förderung der Genomik damit, dass sie einen wesentlichen Anteil an der Entdeckung von Krankheitsursachen und damit auch von Krankheitsbekämpfung haben werde. Es wird erwartet, dass nicht nur neue diagnostische Methoden und Behandlungsmöglichkeiten entwickelt würden, sondern dass so auch ein größeres Marktpotential erschlossen würde, d.h. es werden medizinische und ökonomische Aspekte vermengt.[16] Fast alles Geld aus dem 6. EU-Forschungsrahmenprogramm für den Bereich der Medizin und des Gesundheitswesens fließt in Genomik und Prädiktive Medizin. Nur bei AIDS, Malaria und Tuberkulose, die als Armutskrankheiten anerkannt werden, wird ein breiterer Forschungsansatz gefördert.

Folgen der Verflechtung für die Schwerpunktsetzung
Diese Prioritätensetzung hat Folgen für Wissenschaftler, die Krankheitsentstehung und Heilung als komplexe Prozesse begreifen. Sie erhalten – ebenso wie die Pflegewissenschaftler – kaum Geld. Außerdem ist zu befürchten, dass eine Verknüpfung gesundheitlicher Forschung mit der Erwartung auf die wirtschaftliche Verwertung dazu führt, dass in Forschungsanträgen nachgewiesen werden muss, dass Produkte zu erwarten seien. Nun ist nicht davon auszugehen, dass die ökonomischen Interessen und die Interessen von Patientinnen und Patienten identisch sind. Wenn Gesundheit vor allem über die Logik des Marktes betrachtet wird, dann kann dies auch bedeuten, dass neue Anwendungsfelder gesucht werden. Im Bereich der Genomforschung spricht man von den „gesunden Kranken", die durch Gentests diesen Status erhalten und anschließend mit Medikamenten behandelt werden, obwohl sie möglicherweise gesund sind oder sie sich regelmäßigen Tests unterziehen sollen.[17]

Eine Reduzierung auf Gendefekte als Ursache für Krankheiten ver-

stellt den Blick für andere Ursachen, die eine mindestens ebenso wichtige Rolle spielen. Generell gilt, dass Prävention, die von einem vereinfachten Modell ausgeht, durch die Vereinfachung zum Risiko wird.[18]
Außerdem ist die Frage zu stellen, welche Unterstützung Menschen mit chronischen Erkrankungen benötigen. Biotechnologische Methoden oder auch die klassische Chemie (z. B. Schmerzmittel) können eine Rolle spielen, aber sie muss nicht unbedingt die zentrale sein – es gibt doch auch andere Ansätze. Sehr entscheidend ist dabei, wie mit der chronischen Krankheit umgegangen wird. Gerade bei chronischen Krankheiten stehen die Linderung und Unterstützung im Vordergrund, wobei nicht nur Menschen mit Krankheiten unterstützt werden müssen, sondern auch die Angehörigen.

Beispiele für Pflegeforschung
Mit solchen Fragen beschäftigt sich eine im Gegensatz zu anderen Ländern noch relativ junge Disziplin, die Pflegeforschung. Die untenstehenden Beispiele für Forschungsprojekte des Institutes für Pflegewissenschaft der Universität Witten-Herdecke zeigen die vielfältigen Fragestellungen.
- Neue Modelle der Finanzierung und Erbringung häuslicher Pflege
- Mangelernährung: Grundlagen für die Entwicklung eines nationalen Expertenstandards
- Kinder und Jugendliche als pflegende Angehörige
- Erfassung von Hilfsmitteln und Kenntnissen zur Unterstützung eines rückengerechten Bewohnertransfers in der stationären Altenpflege.

Neue Ansätze in der Demenzforschung
Es wird meistens angenommen, dass Fortschritt in der Medizin ausschließlich durch die Entwicklung von Medikamenten zu erreichen sei. Es sind aber ganz andere Wege der Erkenntnisgewinnung vorstellbar, wenn die Perspektive anders gewählt wird. Auch sollten Betroffene, Angehörige, das Pflegepersonal sowie Wissenschaftler und Wissenschaftlerinnen verschiedener Disziplinen gemeinsam Forschungsprojekte entwickeln und in den Forschungsprozess einbezogen werden.

Demenzkranke wurden in einer der seltenen Studien nach ihren Bedürfnissen gefragt. Die Bedeutung von Würde und Respekt, der Wunsch nach sozialem Kontakt waren ihnen wichtiger als der Erhalt der Gesundheit.[19] Daraus sollte nicht abgeleitet werden, dass keine Medikamente entwickelt werden sollten. Aber möglicherweise könnte der Schwerpunkt verschoben werden, wenn Forschung nicht an den Betroffenen vorbei durchgeführt wird. Dies ist gerade in der Medizin besonders wichtig. Friedrich Leidinger hat konkrete Vorschläge für eine Forschung über Demenz vorgelegt, in deren Mittelpunkt das tatsächliche Interesse und das Bedürfnis von Menschen mit Demenz und nicht das ihnen unterstellte Interesse stehen würde.

Er führt aus: „Forschung im Rahmen des neuen Demenzparadigmas ist ein Prozess, der die Demenzkranken, ihre Angehörigen und die professionellen Helfer jeweils nach ihrem persönlichen Wollen und Vermögen einbeziehn. Das muss auch Konsequenzen für die Entscheidung über die Vergabe von Forschungsmitteln und die personelle Zusammensetzung der Gremien zur Kontrolle von Forschung (z.b. Ethikkommissionen haben."[20]

Dies bedeutet für die Demenzforschung, dass sie
- das Vorkommen von Demenz und ihre Konsequenzen für das Zusammenleben in der Gesellschaft behandelt (Sozialforschung),
- die physiologischen, psychischen und sozialen Bedingungen des gesunden Lebens im Alter mit und ohne Demenz zum Thema hat (Gesundheitsforschung),
- auf biologischer, psychischer und sozialer Ebene ansetzt (Krankheitsforschung),
- darüber hinaus die Situation von Angehörigen mit berücksichtigt.

Es ist offensichtlich, dass eine solche Forschung nicht nur auf die Entwicklung neuer Medikamente fixiert wäre, sondern interdisziplinär vorgehen würde. Leidinger leitet aus seinem Forschungsansatz ab, dass fremdnützige Forschung an nicht einwilligungsfähigen Personen nicht zulässig sei – gerade, weil sie nicht im Interesse der Kranken sei.

Forschung im Interesse von anderen?
Als über die Unterzeichnung der Bioethik-Konvention diskutiert wurde, wurde insbesondere kritisiert, dass fremdnützige Forschung an Nichteinwilligungsfähigen zugelassen werden sollte.

Eine der Voraussetzungen für die Durchführung von klinischer Forschung, die nicht im Interesse der Versuchsperson ist, ist ihre informierte Zustimmung. Sie muss entscheiden und entscheiden können, ob sie bereit ist, ein gewisses Risiko in Kauf zu nehmen für eine Forschung, von deren Ergebnissen sie nicht selbst profitieren wird. Bei Nichteinwilligungsfähigen, also Kindern oder zum Beispiel Erwachsenen mit Demenz, ist dies nicht möglich. Bisher waren solche Versuche nicht zugelassen.

Inzwischen wurde der Begriff der Gruppennützigkeit eingeführt. Wie bei der fremdnützigen Forschung profitiert nicht die Person, an der geforscht wird, sondern andere, genauer gesagt, die Gruppe, zu der die Person gehört, also andere Kinder oder bei Forschung von Menschen mit Demenz andere Menschen mit Demenz. Bei der Novellierung des Arzneimittelgesetzes wurde zum ersten Mal im deutschen Recht die sogenannte gruppennützige Forschung an Kindern eingeführt. Die fremdnützige Forschung an nichteinwilligungsfähigen Erwachsenen ist

nach wie vor in Deutschland verboten.
   Grundsätzlich wird eine Ausweitung immer damit begründet, dass die Erprobung neuer Medikamente zwingend sei, nur so medizinischer Fortschritt zu erzielen sei und es keine Alternative zur fremdnützigen Forschung an nicht einwilligungsfähigen Menschen gäbe.

Forschungsvielfalt
Die Argumentationsfigur der Zwangsläufigkeit wird häufiger verwandt. So wird in der öffentlichen Debatte der Eindruck erweckt, Fortschritt in der Medizin sei nur mit Techniken wie der Präimplantationsdiagnostik oder der embryonalen Stammzelltherapie möglich. Es bedarf keiner großen Phantasie, um sich vorzustellen, dass es Alternativen gibt bzw. geben kann und dass diese auch nicht nur im technischen Bereich zu suchen sind.
   Johannes Rau hat in seiner Berliner Rede 2001 für einen Fortschritt nach menschlichem Maß geworben. Der Iserlohner Aufruf fordert, dass Fortschritt daran zu messen sei, inwieweit er der gesamten Gesellschaft zugute komme und inwieweit Teilhabe und Nachhaltigkeit gefördert werden. Die jeweils Schwächsten seien der Maßstab für die ethische Güte von Entscheidungen. Dieser Fortschrittsbegriff unterscheidet sich grundlegend vom Fortschritt, der nur nach technischen Maßgaben und Möglichkeiten erfolgt, der die Weiterentwicklung nur auf technische Entwicklungen reduziert und sich an einer Norm orientiert. Dieser Fortschritt nach menschlichem Maß erfordert einen weiten Blick. Er ist ohne ethische Reflexion nicht vorstellbar.[21]
   Er führt zu einer veränderten Arbeitsweise in der Forschung. Der Mensch ist nicht Objekt, sondern Subjekt der Fragestellung: Patientinnen, Betroffene, Angehörige, gesellschaftliche Gruppen werden in die Entwicklung der Fragestellung mit einbezogen. Dies bietet die Chance für ganz ungewohnte, aber wichtige Fragestellungen, weil Denkanstöße formuliert werden, auf die Mediziner/innen allein nie gestoßen wären.
   Nur wenn sich unterschiedliche wissenschaftliche Ansätze und Perspektiven frei entfalten können, kann Wissenschaft ihrem aufklärerischen Anspruch gerecht werden und einen nachhaltigen Beitrag zum Fortschritt leisten. Diese notwendige wissenschaftliche Pluralität ist bisher nicht garantiert, da derzeit im Bereich der Medizin fast ausschließlich diejenigen Fragestellungen und Methoden gefördert werden, die mit molekularbiologischen bzw. gentechnischen Methoden arbeiten.
   Regine Kollek fordert deshalb stattdessen vom Staat, eine kreative Vielfalt kontroverser wissenschaftlicher Ansätze und Institutionen zu ermöglichen.[22] Dies sollte gleichfalls für die Wissenschaftsorganisationen wie DFG, MPG. Etc. gelten. Das geht nicht von heute auf morgen, weil die bisherigen Strukturen, insbesondere an den Hochschulen sehr stabil sind. Aber es gibt ganz offensichtlich auch innerhalb der bestehenden Institutionen Wissenschaftler und Wissenschaftlerinnen, die schon jetzt

das Prinzip der Pluralität umsetzen und sich dafür einsetzen und so einen wichtigen Beitrag für den Fortschritt nach menschlichem Maß leisten.

Fortschritt und Grenzen
In diesem Sinne birgt eine Grenzziehung Chancen. In ihr liegt der Abschied von einem eindimensionalen, linearen Denken. Durch die „Selbstbegrenzung" aus Freiheit wird der Blick für die Möglichkeiten innerhalb der Grenzen frei für viele Fragen und Aufgaben, die nicht gesehen wurden und für die bisher keine Antworten gesucht wurden, weil es den Fokus auf nur eine Technik gab. Angesichts erfahrbarer Endlichkeit und Begrenztheit kann Kreativität und Fantasie freiwerden für nicht-technische Lösungen, die zu einer Förderung mitmenschlichen, solidarischen Zusammenlebens führen und so einen wichtigen Beitrag für den Fortschritt nach menschlichem Maß leisten, der auf Vielfalt setzt – auf allen Ebenen. Dazu sind alle aufgerufen. Bundespräsident a. D. Rau hat es auf den Punkt gebracht „Jede und jeder kann unser Zusammenleben mitgestalten, damit wir in einer Gesellschaft leben, die den wissenschaftlichen Fortschritt nutzt, ohne sich ihm auszuliefern, die sich im Alltag bewusst ist, dass Unterschiede zum Leben gehören und dass niemand ausgegrenzt werden darf, weil er anders ist".[23]

1 K. M. Meyer-Abich, Vom Baum der Erkenntnis zum Baum des Lebens, Mit-Wissenschaft: Erkentnisideal einer Wissenschaft für die Zukunft in Ganzheitliches Denken der Natur in Wissenschaft und Gesellschaft, Hrsg. Meyer-Abich München 1997.

2 Dieter Grimm, Rektor des Wissenschafts-Kollegs „Frankfurter Allgemeine Zeitung", 11. Februar 2002.

3 Bundespräsident a.D. D. Dr. h.c. mult. Johannes Rau bei der Tagung „Differenz anerkennen – Ethik und Behinderung" am 5.12.2003 in der Katholischen Akademie in Berlin. Abdruck mit freundlicher Genehmigung des Bundespräsidialamtes.

4 Roman Herzog, zitiert von Dr. Peter Struck in der Bundestagsdebatte vom 8.6.2001.

5 Hille Haker: Ein in jeder Hinsicht gefährliches Verfahren. Die Praxis der PID unter Abwägung aller Um-stände. In: Frankfurter Allgemeine Zeitung vom 26.05.2001.

6 http://www.uni-wh.de/pflege/BVerfG 39, S 1 (41) 25.2.1975.

7 BVerfG, Beschluss vom 20. Oktober 1992.

8 BVerfGE 87, S. 209 (228).

9 Kunig 2000, Rz 11, zitiert von der Enquete-Kommission, Recht und Ethik der modernen Medizin, Schlussbericht, Zur Sache 2002.

10 Sigrid Graumann, Menschenwürde – eine unverzichtbare Idee, IMEW konkret 2, September 2002.

11 Human Development 2002.

12 Im Geist der Liebe mit dem Leben umgehen, EKD Texte 71, 2002.

13 Gesellschaft für Humangenetik, Med. Genet, 1.4, 1991.

14 BMBF, Förderrichtlinie zur Einrichtung von medizinischen Kompetenznetzen für Herz-Kreislauf-Erkrankungen, 30.01.2001.

15 Ulrike Riedel, Die Erfindung der gesunden Kranken, Die Genmedizin kann die Probleme unseres Gesundheitswesens nicht lösen und führt zu sozialer Ungerechtigkeit, FR 6.10.2001.

16 Commission of the European Communities, 2001, Towards a Strategic Vision of Life Sciences and Biotechnology: Consultation Document, 4 September 2001.

17 Ulrike Riedel, a. a. O.

18 Peter Atteslander, Prävention als Risiko? Chancen und Grenzen der modernen Epidemiologie als Grundlage für gesundheitspolitische Maßnahmen, Deutsches Ärzteblatt 94, Heft 39, 26.9.97, A 2462.

19 A. Bramsfeld, Bedürfnisse alter Menschen in psychiatrischer Behandlung. Untersuchung der Äußerungen über Bedürfnisse von Patienten einer gerontopsychiatrischen Tagesklinik und ihre Abbildung in Diagnose und Therapie. Diss. med. Univ. Witten/Herdecke, 1995.

20 F.Leidinger, Müssen Demenzkranke ein „Sonderopfer" für die Forschung bringen? S. 106-119 in Bioethik und die Zukunft der Medizin, Psychiatrie-Verlag Bonn, 1998.

21 Katrin Grüber / Ebbrecht u. a, Iserlohner Aufruf zum Dialog in „akzente" Mai 2000.

22 Regine Kollek, Plädoyer für eine wissenschaftliche Pluralität – Eine Reformulierung des Artikel 5 Grundgesetz in Feministische Studien 9 (1991) Extra.

23 Rede von Bundespräsident a.D. D. Dr. h.c. mult. Johannes Rau bei der Tagung „Differenz anerkennen – Ethik und Behinderung" am 5.12.2003 in der Katholischen Akademie in Berlin. Abdruck mit freundlicher Genehmigung des Bundespräsidialamtes

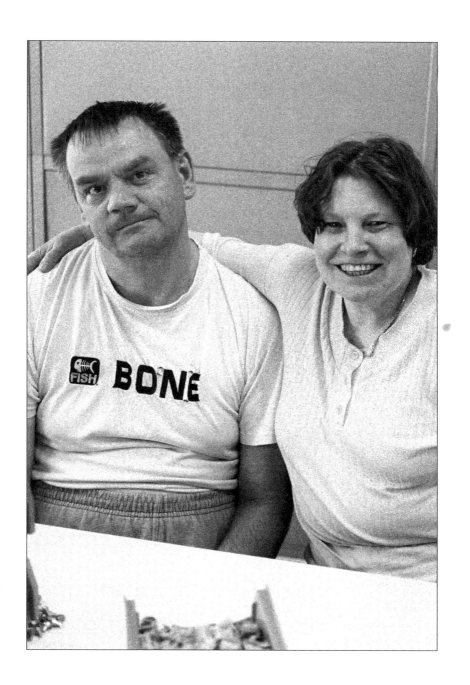

Uwe Kaminsky

Zwischen Rassenhygiene und Biotechnologie
Das Fortwirken der Eugenik am Beispiel der Evangelischen Kirche 1945 bis 1969*

Die Evangelische Kirche und ihre Diakonie haben hinsichtlich der Eugenik eine eigene Geschichte, an die es zu erinnern gilt, um auch in aktuellen Debatten über Präimplementationsdiagnostik, Embryonenschutz, Züchtungseugenik oder „liberale Eugenik" sich des eigenen historischen Hintergrundes bewusst zu sein. So wird die aktuelle Debatte (allerdings nicht nur im Bereich der Evangelischen Kirche) zwar auch vor dem Hintergrund der Erfahrungen der NS-Zeit geführt, doch erscheint die Zeit des Nationalsozialismus dabei als seltsam ahistorische Drohkulisse, die je nach Befürwortern oder Gegnern der Biotechnologie entweder als historisch überwunden gilt und als spezifisch deutsches „NS-Trauma" für irrelevant für moderne humangenetische Eingriffe erklärt wird oder als historisches Totschlagsargument im Sinne des „Nie wieder" benutzt wird. Auf beiden Seiten fehlt dabei die ergebnisoffene Reflexion über die Diskussion von Eugenik und Sterilisation in der Nachkriegszeit und der Bundesrepublik bzw. DDR. Gerade die Historisierung der Positionen der Evangelischen Kirche und ihrer Ethik in dieser Zwischenzeit nach dem Ende der NS-Herrschaft bis zu ersten umfangreichen Diskussionen Ende der 1960er Jahre scheint jedoch angebracht zu sein, um eine Selbstaufklärung zu fördern. Eine eindeutige Positionsbestimmung gegenüber aktuellen Herausforderungen der Biotechnologie ist daraus – um das gleich vorweg zu nehmen – nicht zu gewinnen, eher eine abwägende.[1]

Nach einer Skizze der Vorgeschichte des Themas im Bereich der Evangelischen Kirche in Form des von 1931 bis 1938 existierenden „Eugenischen Ausschusses" der Inneren Mission (seit 1934 „Ständiger Ausschuß für Rassenhygiene und Rassenpflege") wird der Umgang mit der Frage der „negativen Eugenik" nach 1945 und die versagte Entschädigung der Zwangssterilisierten in der Bundesrepublik nachgezeichnet. Dabei geht es darum, welche Position Vertreter aus der Evangelische Kirche bzw. aus dem Diakonischen Werk dabei eingenommen haben. Daran schließt sich eine Beschreibung der wiederauflebenden Debatte über Eugenik in der erneut institutionalisierten Form eines „Eugenischen Arbeitskreises" (seit 1959) an. Welche Positionen nahm der Ausschuß zur Frage der Sterilisation und schließlich zur Frage des Eingriffs in die Erbsubstanz des Menschen ein?

Die Vorgeschichte:
Der Eugenische Ausschuss der Inneren Mission 1931 bis 1938
Im Januar 1931 beschloss der Centralausschuss für Innere Mission auf

Betreiben seines Abteilungsleiters für Gesundheitsfürsorge, des in beiden Fächern promovierten Mediziners und Bevölkerungswissenschaftlers Hans Harmsen (1899-1989), eine „Fachkonferenz für Eugenik" einzurichten. Diese Fachkonferenz tagte zum ersten Mal im Mai 1931 in der evangelischen Pflegeanstalt Hephata im hessischen Treysa. Daraus entstand ein Diskussionsforum über Eugenik innerhalb des Protestantismus, das eine Verschränkung protestantischer mit szientistischer Weltsicht leisten wollte. Von seinem Initiator, dem Sozialhygieniker und Volkswirt Hans Harmsen, der genauso der völkischen Jugendbewegung wie der Tradition der sozialistischen Sozialhygiene (er war ein Schüler Alfred Grotjahns) zuzurechnen ist, war der eugenische Ausschuss als Vehikel zur Modernisierung des evangelischen Wohlfahrtsverbandes Innere Mission gedacht. Er sollte eine Position gegenüber der vehement vorwärtsdrängenden Eugenik bestimmen, wobei die spezifisch protestantische Sicht mit ihren Elementen der Betonung der Volkssittlichkeit, der Nächstenliebe und der Vaterlandsliebe zu integrieren war.[2]

Dieser Eugenische Ausschuss (seit 1934 „Ständiger Ausschuss für Rassenhygiene und Rassenpflege") traf sich bis 1938 dreizehn Mal. Es nahmen insgesamt gut 130 Teilnehmer/innen an diesen Sitzungen teil, überwiegend Pfarrer und Mediziner der Jahrgänge 1890 bis 1900 („junge Frontgeneration"), aber auch einige Fürsorgerinnen und Verbandsvertreterinnen. Das erste Ergebnisprotokoll vom Mai 1931 fand als Erklärung von Treysa zu den „Gegenwartsfragen der Eugenik" innerhalb wie außerhalb der Evangelischen Kirche Beachtung. Hierin sprachen sich die Teilnehmenden gegen jede Form der Euthanasie, gegen die eugenische Indikation zum Schwangerschaftsabbruch, aber für die „religiössittlich als gerechtfertigt" angesehene Sterilisierung „erbbiologisch schwer Belasteter" aus.[3]

In der NS-Zeit wurden rund 400.000 Menschen zwangssterilisiert, worunter jede Form der Sterilisation (auch die formal „freiwillige") zu verstehen ist, da bei Weigerung der Betroffenen die zwangsweise Vorführung durch die Polizei drohte.[4] Dies fand auch in Evangelischen Krankenhäusern statt und traf auch Bewohner der Anstalten der damaligen Inneren Mission unter ausdrücklicher Befürwortung von Pfarrern, Ärzten und Fürsorgerinnen.

Von der Eugenik zur nationalsozialistischen Lebensvernichtung existierte keine programmologische Falllinie. Dennoch hatte das Reden über „Minderwertigkeit", dem sich auch die evangelischen Anstaltsleiter und Ärzte seit 1931 nicht verschlossen hatten, eine delegitimierende Wirkung für das Lebensrecht vermeintlich Erbkranker besessen. In Verbindung mit der NS-typischen Missachtung der Individualrechte und unter den Kalkülen einer gleichermaßen auf NS-Ideologie wie Rationalisierung aller Lebensbereiche setzenden Kriegswirtschaft war es zum Massenmord an Geisteskranken und Behinderten gekommen.

Wie gestaltete sich aber nach dem Kriegsende der Umgang mit dem Thema Eugenik und Zwangssterilisation in der Inneren Mission wie in der Evangelischen Kirche?

Der Umgang mit der Sterilisationsfrage nach 1945
Nach dem Ende der NS-Herrschaft stellte sich die Frage der Weitergeltung des 1933 erlassenen „Gesetzes zur Verhütung erbkranken Nachwuchses". Das Vorgehen in den einzelnen Besatzungszonen war sehr unterschiedlich. In den westlichen Besatzungszonen blieben die gesetzlichen Grundlagen im wesentlichen unangetastet, wobei man jedoch die Ausführung des Zwangssterilisationsgesetzes aussetzte.[5] Die sowjetische Militäradministration hob hingegen im Januar 1946 die Regelung zur Zwangssterilisation als „nazistisches" Gesetz auf.

Auch auf Seiten der Inneren Mission galt das Zwangssterilisationsgesetz keineswegs als Unrechtsgesetz. Die Haltung zur Eugenik wurde jedoch neu bestimmt. So wollte bereits 1947 der Geschäftsführende Direktor (Ost) des Centralausschusses für Innere Mission und Bevollmächtigte des Hilfswerks für das Hauptbüro Brandenburg, Pfr. Dr. Theodor Wenzel (1895-1954), die Eugenik nicht nur von ihrem vermeintlichen Missbrauch unter der NS-Herrschaft bewertet wissen.[6] „Wir sehen in der Eugenik ein Schwert zur Hilfe", führte er aus und wollte „Steuerungsmotive vom Christentum her" unter dem Aspekt der Barmherzigkeit geltend machen.[7]

Auch bei der ersten Nachkriegskonferenz des Verbandes Deutscher Evangelischer Heilerziehungs-, Heil- und Pflegeanstalten im Dezember 1947 bildete die Stellungnahme zum Zwangssterilisationsgesetz und zur NS-Euthanasie ein Thema. Pastor Wilhelm Engelmann (1894-1973), zweiter Direktor des Centralausschusses für Innere Mission, hielt fest: „Es wurde für notwendig erachtet, den Eugenischen Ausschuss wieder aufleben zu lassen und die behandelten Fragen doch gründlich durchzuarbeiten."[8]

Dennoch waren diese Fragen ein halbes Jahr nach dem Ende des Nürnberger Ärzteprozesses, bei dem neben der „Euthanasie" und den Menschenversuchen auch die Zwangssterilisierungen zur Sprache kamen[9], wohl nicht zu bearbeiten. Hieraus sprach möglicherweise noch eine gewisse Scham angesichts der massenhaften Folgen der nationalsozialistischen Sterilisationspolitik – explizit erwähnt wurde dies übrigens an keiner Stelle. Im Gegenteil lassen sich zahlreiche Stimmen aus dem protestantischen Spektrum benennen, die durchaus nicht von einer eugenischen Weltsicht lassen wollten. Die Verhinderung der Fortpflanzung von Menschen mit erblichen Defekten galt dabei durchaus als konsensfähiges Ziel, nur die Mittel waren zu diskutieren. So versuchte man einen vermeintlich nicht von der nationalsozialistischen Rassenhygiene infizierten eugenischen Kern der Vererbungswissenschaft von seinem politischen Missbrauch zu trennen.[10] Dies geschah unter anderem mit Verweis auf eine ebenfalls weiterexistierende Sterilisations-politik in anderen demokratischen Ländern bzw. ‚Kulturstaaten'. Überhaupt fällt auf, dass eine politische Umsetzung negativer Eugenik in der ersten Hälfte des 20. Jahrhunderts vor allem in protestantisch geprägten Staaten (USA, Skandinavien, Schweiz etc.) Platz griff, in denen konservativ-protestantische Milieus ihre soziokulturelle Hegemonie verloren. Allerdings blieb in diesen Ländern die Zahl der Sterilisierten weit hinter denen Deutschlands zurück, wie auch die politische Einbettung z.B. in Skandinavien von Rassentheorien oder ähnlichen ideologischen Konstrukten absah.[11]

In diesen Debatten der evangelischen Anstaltsleiter spielte die eigene Mitwirkung an der Propagierung und Durchführung der Sterilisation Behinderter in den Jahren des Nationalsozialismus keine direkte Rolle. Nur die hohen Sterilisationszahlen während des Nationalsozialismus wurden als Ausdruck der Fehlorientierung an einer „rassischen Auslese", also ideologischen Vorhalten begriffen. Was hierin durchschien, war die breite Schnittschnelle zwischen einer im protestantischen Spektrum weit verbreiteten, nur mit autoritären Mitteln durchsetzbaren, auf sittliche Besserung der Gesellschaft bedachten Utopie und ihrer eugenischen Realisierung. Dies deutete auf das unausgesprochene Einverständnis evangelischer Pfarrer, Anstaltsärzte und Fürsorgerinnen während der NS-Herrschaft mit der Zwangseugenik hin und war nur hinsichtlich der Ausweitung zur „Euthanasie" hinterfragbar.

Vielmehr wurde gerade dadurch, dass man die Sterilisation in ihrer historischen Vorreiterrolle zur nationalsozialistischen „Euthanasie" begriff und nicht als Unrecht eigener Art, nur die Begrenzung der Durchführungspraxis diskutiert. Charakteristisch hierfür war der Rückbezug auf den preußischen Entwurf eines Sterilisationsgesetzes von 1932, also auf die Debatte der Weimarer Zeit, die ihre Unschuld durch die nachfolgende Zwangseugenik des Nationalsozialismus noch nicht verloren zu haben schien. Diese nicht nur im Bereich der Inneren Mission weit verbreitete Haltung blieb für die Opfer der NS-Politik nicht ohne Auswirkung.[12]

Die versagte Entschädigung der Zwangssterilisierten
In die bundesdeutsche Entschädigungsgesetzgebung der Jahre 1953 und 1956 wurden die Zwangssterilisierten nicht einbezogen. Die Frage einer Entschädigung der während der NS-Zeit Sterilisierten wurde auf Betreiben der Arbeitsgemeinschaft sozialistischer Ärzte in einer Anfrage der SPD 1957 im Bundestag gestellt und beschäftigte ab Ende 1959 den Wiedergutmachungsausschuss des Bundestages.[13] In dieser Debatte wurde auch das Diakonische Werk um eine Stellungnahme gebeten.[14]

In ihrer eine Entschädigung für Zwangssterilisierende ablehnenden

Stellungnahme machten die Vertreter der Diakonie deutlich, dass die Zurückweisung jeglicher Wiedergutmachung durch Bestreitung des Unrechtcharakters des Gesetzes nicht nur der Haltung in der Inneren Mission, sondern auch des Bundesfinanzministeriums entsprach.[15] Die Ablehnung einer „rein materialistischen Seinsbetrachtung" war dabei ein Argument, das sich gegen jegliche Form der finanziellen Wiedergutmachung psychischer Folgen einer Verfolgung wenden ließ, insbesondere sofern es, wie in der Stellungnahme der Diakonie, mit den „nachwirkenden seelischen Erschütterungen" der Bombenkriegsopfer aufgerechnet wurde.

Diese Argumente gingen in den Bericht des Bundesfinanzministeriums für eine Sitzung des Wiedergutmachungsausschusses des Bundestages im April 1961 ein. Hier unterstützten die Gutachter Hans Nachtsheim, Werner Villinger und Helmut Ehrhardt die eine Entschädigung ablehnende Position des Bundesfinanzministeriums. Dies geschah nicht nur aus Überzeugung, sondern noch aus einem aktuellen Anlass: Nachtsheim und Villinger hatten sich in der Nachkriegszeit bemüht, ein neues Sterilisationsgesetz zu initiieren, nun kam es im Rahmen der Diskussionen um die 5. Strafrechtsreform endlich zu entsprechenden Vorschlägen. Im Juli 1961 sprach sich beispielsweise eine Sachverständigenkommission im Bundesjustizministerium für die Zulassung von Sterilisationen aus medizinischen und eugenischen Gründen aus.[16] Eine Entschädigung der Opfer der nationalsozialistischen Sterilisationspolitik hätte hier schlicht gegenläufig gewirkt, was von den Gutachtern bei der Anhörung im April 1961 auch offen gesagt wurde. Diese die Opfer der nationalsozialistischen Sterilisationspolitik von einer Entschädigung ausschließende Stellungnahme des Diakonischen Werkes – sie sollte ein Jahr später in abgemilderter Form auch vom Betheler Anstaltsleiter Bodelschwingh wiederholt werden[17] – fiel fast zeitgleich mit einer erneut einsetzenden Debatte über eugenische Fragen auch innerhalb des Diakonischen Werkes zusammen.

Der Eugenische Arbeitskreis und die Sterilisation 1959-1966

Am 12. Mai 1959 fand die erste Sitzung eines „Eugenischen Arbeitskreises" des Diakonischen Werkes statt.[18] Dieser Arbeitskreis war von Präsident Münchmeyer zur Durchführung von „Vorsorgearbeit für evtl. spätere Gesetzesvorlagen oder Gesetzesbeurteilungen" gedacht und wurde von dem neuen Leiter der Abteilung „Gesundheitsfürsorge", dem Arzt Joachim Fischer geleitet. Der 1913 geborene Fischer hatte seit 1939 im öffentlichen Gesundheitsdienst zunächst in Rothenburg/Schlesien, später in Lippe, wo er vom Amtsarzt in Lemgo zum zweiten Medizinaldezernenten der Regierung Detmold aufgestiegen war, gewirkt.[19] Bereits 1949 propagierte er im Rahmen der durch ihn gegründeten „Arbeitsgemeinschaft für Jugend- und Eheberatung" eine „negative wie positive Fortpflanzungshygiene", angelehnt an Positionen Grotjahns aus den 1920er Jahren und trat für eine eugenische Eheberatung und Eheverbote bei Trägern von Erbleiden ein. Im Jahre 1957 wurde er Leiter der Abteilung Gesundheitsfürsorge im Diakonischen Werk.

Insbesondere die Frage der Geburtenregelung war insofern aktuell geworden, „daß im Rahmen der Strafrechtsreform die Indikation zur Schwangerschaftsunterbrechung durch eine sogenannte ‚ethische' Indikation erweitert würde".[20] Der Ausschuss knüpfte bewusst an den „Ständigen Ausschuss für Rassenhygiene und Rassenpflege" an.

Auch in der personellen Besetzung gab es trotz der gut 20 Jahre, die ihn von seinem Vorgängerausschuss trennten, einige Kontinuitäten. Hier nahmen unter anderen der Genetiker Otmar Freiherr von Verschuer oder der ehemalige Rassenanthropologe und dann seit 1952 im niedersächsischen Landesgesundheitsrat wirkende Lothar Loeffler teil, „Fachleute" auf ihrem Gebiet, die tief in die eugenische Debatte und Praxis der Zwangssterilisation in der NS-Zeit verstrickt gewesen waren.[21]

Es ergab sich im Eugenischen Ausschuss eine umfassende Diskussion über die eugenische Intervention, von der die Frage nach der Sterilisation im folgenden herausgegriffen sei.[22] Wie wurde über dieses Thema reflektiert? Welche Rückblicke auf die Zeit des Nationalsozialismus und welche Ausblicke auf die zukünftige Regelung dieses Bereiches wurden gemacht? Wie sahen die konkreten Stellungnahmen des „Eugenischen Arbeitskreises" zur Reform des Strafgesetzbuches aus?

Im Ergebnis schlugen die Teilnehmer vor, daß eine Sterilisierung durch die Zustimmung einer „ärztlichen Gutachterstelle" legitimiert werden müsse.[23] Dies bedeutete, daß man einer Neuregelung der Frage der Sterilisation offen gegenüberstand und Vorschläge hierzu machte. Damit hatten sich diejenigen in der Diskussion durchgesetzt, die eine Regelung der freiwilligen Sterilisation unter Einbezug der eugenischen Indikation für erforderlich ansahen: nämlich v. Verschuer, Loeffler und Fischer.

Diese Stellungnahme hatte jedoch wenig Einfluß auf die Rechtsentwicklung. Eine Regelung durch ein neues Sterilisationsgesetz im Rahmen der Strafrechtsreform erfolgte nicht. Die Debatte um die Rechtmäßigkeit von Sterilisationen wurde in den Jahren 1962 bis 1964 durch den Fall des Mediziners Dr. Axel Dohrn angefacht. Dieser behauptete, in den Jahren 1948 bis 1958 bei mehr als tausend Frauen freiwillige Sterilisationen durchgeführt zu haben. Am Ende eines gegen ihn laufenden Verfahrens gab es einen Freispruch für Dohrn durch den Bundesgerichtshof, der damit begründet wurde, dass keine Strafvorschrift die freiwillige Sterilisation mit Strafe bedrohe.[24]

Dieses Urteil entstand vor einem sich verändernden gesellschaftlichen Hintergrund. In den 1960er Jahren zeichnete sich ein Wandel zur Privatisierung gesundheitspolitischer Strategien ab. Dabei rückten die Werte der individuellen Gesunderhaltung und persönlichen Entlastung in den Vordergrund. Die Verschiebung von der „alten", auf eine Population gerichteten Eugenik zu einer „neuen", ein humangenetisches Interventionsinteresse am Individuum besitzenden Eugenik war jedoch als Utopie so alt wie die Eugenik selbst.[25] Eine nunmehr in den Möglichkeitshorizont rückende gentechnologische Eugenik ließ sozialtechnologische Zwangseingriffe zunehmend unmodern erscheinen, ohne allerdings Wertunterscheidungen bei der Vererbung grundsätzlich aufzugeben.[26]

Im Eugenischen Arbeitskreis wurden auch wirtschaftliche, soziale und bevölkerungspolitische Gründe für eine Regulierung dieses Feldes diskutiert. Insbesondere in internationaler Perspektive war die drohende Überbevölkerung der Welt, die Furcht vor der „Menschenlawine", ein gängiges Katastrophenszenario, zu dessen Beherrschung auch die Sterilisierung als fortpflanzungsregulierende Gegenstrategie diskutiert wurde.[27] Diese Gründe fielen jedoch im Verlauf der Debatte angesichts ihrer wissenschaftlichen Unhaltbarkeit aus. Dies wurde gerade von den im Rahmen der nationalsozialistischen Rassenhygiene ehemals exponierten Vertretern v. Verschuer und Loeffler[28] unterstrichen. Diese propagierten die „eugenisch-genetische Indikation" für die freiwillige Sterilisation als Ausdruck individueller Gesunderhaltung in der Generationenfolge. In den Diskussionen nahm der Psychotherapeut Hans March eine kritisch bedächtige Position zur Sterilisierung ein. Er verwies zuletzt noch 1966 auf seine frühe ablehnende Stellungnahme von 1951 und meinte, dass die Sterilisation „zusätzlich im Bereich des Seelisch-Geistigen nur zu leicht zu einer tiefgreifenden Verarmung der Liebepotenz hinführt, unabsehbar in ihrer Auswirkung auf das mitmenschliche sittliche, soziale und kulturelle Leben".[29] Er wollte die Grenzen einer medizinischen oder eugenischen Sterilisierung sehr eng ziehen. Dabei argumentierte er außer mit bedenkenswerten psychologischen Aspekten auch mit der vermeintlich fehlenden Mündigkeit der Betroffenen. Diese konservative und bevormundende Argumentation stand gegen den Zeittrend und war im Eugenischen Arbeitskreis nicht länger mehrheitsfähig.

Nach 1970 verlor die eugenische Begründung der Sterilisation in der öffentlichen Debatte zunehmend an Bedeutung, da zugleich die Sterilisation als Methode der Schwangerschaftsverhütung Auftrieb erhielt. Neben der operativen Sterilisation war es besonders die temporäre Sterilisation durch die Anti-Baby-Pille, die vor dem Hintergrund „sexueller Befreiung" Zulauf hatte. Diese Entwicklung der Sterilisation zu einer Verhütungsmethode im Horizont persönlicher Verfügbarkeit war in den Diskussionen des Eugenischen Arbeitskreises in den 1960er Jahren ebenso wie die soziale Indikation immer abgelehnt worden. Es kam jedoch bis 1989 in der alten Bundesrepublik nicht zu einer gesetzlichen Regelung der freiwilligen Sterilisation, nur zu einer zum Teil regional unterschiedlichen Praxis.[30] Dies ging einher mit dem Fehlen einer Erklärung der NS-Zwangssterilisationen als Unrecht bis zum heutigen Tage.

Der Eugenische Arbeitskreis und die „Menschenmacher" 1967-1968

Die Auseinandersetzung mit der modernen Welt mit der Durchsetzung eines „zunehmend breit gefächerten, betont individualistisch ausgerichteten Pluralismus" wurde in den 1960er Jahren ein beherrschendes Thema in der Evangelischen Kirche.[31] Dem Eugenischen Arbeitskreis kam dabei als Austauschforum über Fragen der modernen Biologie und Ethik eine Vorreiterrolle zu. Zur Eröffnung der Diakonischen Konferenz im Juni 1965 sprach der Präses Kurt Scharf vor 200 Teilnehmern über die „aus neuen wissenschaftlichen, ethischen, eugenischen und sozialen Erkenntnissen und Problemen" sich ergebenden Aufgaben für die kirchliche Diakonie. Scharf meinte, dass der Menschheit heute aus dem biologisch-chemischen Bereich und aus der genetischen Forschung wesentlich größere Gefahren drohten als von der Atomphysik und anderen Gebieten der Technik und verwies auf Möglichkeiten der Geburtenplanung bis zur „Machbarkeit und Züchtung des Menschen". „Die Vertreter der modernsten Wissenschaft, der Biochemie und der Mikrobiologie und der Kybernetik sind an unsere Studentenpfarrer herangetreten, etwa die Leitung des biochemischen Institutes in Tübingen, und haben ihnen die Fragen aus ihrem Forschungsbereich vorgelegt: dürfen wir weiter forschen und arbeiten, wie wir es bisher getan haben? Was habt ihr von der Kirche von der Theologie, vom Evangelium uns dazu zu sagen?"[32]

Scharf sah Kirche und Diakonie in der Pflicht, „Kategorien und Normen zu finden, die eine freiwillige freiheitliche Ordnung, aber eine Ordnung unter transzendenten Maßstäben, unter einer Befragung übergreifender übermenschlicher, überirdischer Gesichtspunkte" garantiere. Dabei war ihm das Wirken des Eugenischen Arbeitskreises des Diakonischen Werkes Vorbild. Zahlreiche Tagungen Evangelischer Akademien, auf denen Theologen wie Biologen Vorträge über „Moderne biologische Forschung als Anfrage an die Theologie" (Jürgen Hübner) oder „Kritisches zur biologischen Futurologie" (Wilhelm Quenzer) hielten, zeigten auch in den folgenden Jahren ein gesellschaftliches Diskussionsbedürfnis an.[33]

Im Juni 1967 wurde im Eugenischen Arbeitskreis über die damals noch eher hypothetische, aber zukunftsweisende Frage debattiert: „Wie beurteilen wir die Möglichkeit einer direkten Einflussnahme auf die genetische Substanz beim Menschen?".[34] In einem Vorgespräch zwischen Fischer und Präsident Schober Ende 1966 hatte sich die Diskussion auf die Frage zugespitzt, „ob wir hier an einer ähnlichen Grenze angelangt sind, wo man Nein sagen muss, wie bei der Euthanasie oder der nicht medizinisch indizierten Sterilisierung."[35] Fischer fasste die Überlegungen in einem Brief an Verschuer zusammen: „Im Gegensatz zu meinem Präsidenten, der die Möglichkeit, auf diese Weise Erbkrankheiten genotypisch zu heilen, für das Entscheidende hält, meine ich, der Mensch werde niemals, wenn er erst die Genveränderung beim Menschen in der

Hand hat, vor anderen Nutzanwendungen halt machen..." Hier sah Fischer ethischen Klärungsbedarf und bezog sich auf einen Vortrag des Theologen Jürgen Moltmann über „Die Zukunft als Drohung und Chance": „Wir wissen nicht, wohin die Lokomotive fährt, in die wir fleißig die Kohlen des Fortschritts schaufeln."[36]

Der für ein theologisches Referat angefragte Moltmann sagte allerdings ab und neben dem Ersatzreferenten Dr. Dr. E. Großmann aus Freudenstadt, der sehr abstrakt über die Folgen möglicher gentechnischer Eingriffe für das Verhältnis von Gott und Mensch referierte, hielt Otmar Freiherr von Verschuer einen Vortrag. Er sprach sich gegen künstliche Veränderungen und für die Bewahrung der genetischen Substanz u.a. mit den Mitteln der eugenischen Beratung und der eugenischen Sterilisierung aus. Das Protokoll hielt fest: „Vor der Eugenik steht ein Warnungsschild mit den Worten: ‚Menschenwürde, Menschenrechte, Nächstenliebe'." Von Verschuer distanzierte sich dabei vor allem von den mittlerweile popularisierten Gedanken des so genannten Ciba-Symposiums, einer Tagung von 27 Naturwissenschaftlern, unter diesen verschiedene Nobelpreisträger, die sich 1962 in London mit der Zukunft der Menschheit angesichts der „biologischen Revolution" auseinandergesetzt hatte.[37] Hier waren in recht kruder Weise Vorstellungen über die künftige Situation der Menschheit angesichts von Überbevölkerung und eugenischer Interventionsfähigkeit geäußert worden. Von Verschuer hielt Eingriffe in die Erbsubstanz für Utopie. „Auch wenn wir das genetische ‚Alphabet' kennen, ist der Weg zu seiner Anwendung so weit wie vom Alphabet bis zu Goethes Faust."[38]

Der Eugenische Arbeitskreis trat nach 1968 nicht wieder zusammen. Dies hatte vordergründig seine Ursache im Weggang des diese Fragen aufmerksam verfolgenden Joachim Fischer, der im Januar 1968 Leiter einer Eheberatungsstelle in Baden wurde[39], war aber auch durch die sich abzeichnende Überalterung und das Ausscheiden mancher Mitglieder (besonders von Otmar Freiherr von Verschuer, der 1969 starb) bedingt. Der Leiter der Theologischen Abteilung des Diakonischen Werkes, Hans Christoph von Hase, meinte 1969, daß die Diskussionen in diesem Arbeitskreis für verschiedene Kapazitäten eine Zumutung gewesen wären. Dennoch regte er an: „Als Forum für viele Probleme hatte er seit 1930 erhebliche Bedeutung."[40] Zumindest die institutionalisierte Form des Austausches über Eugenik innerhalb des Diakonischen Werkes der Evangelischen Kirche in Deutschland endete somit im Symboljahr 1968.

Fazit
Ein Resümee über den Stellenwert der Eugenik im Bereich der Evangelischen Kirche nach 1945 kann nicht von einem Verweis auf das institutionalisierte proeugenische Engagement in der Inneren Mission seit 1931 absehen, dies umso weniger, als 1959 versucht wurde, an eine als posi-

tiv beschriebene eigene Tradition der Auseinandersetzung mit „Erbwertigkeiten" unkritisch anzuknüpfen. Die Vertreter der Inneren Mission betrachteten die massenhaften Zwangssterilisationen der NS-Zeit als durch die damalige Gesetzeslage bestimmt und blendeten die eigene Mitwirkung daran aus. Dies hatte Gründe, die sowohl in der institutionell tiefgestaffelten Beteiligung an der Zwangseugenik des Nationalsozialismus als auch in personellen Kontinuitäten lagen. Zudem wurden die Zwangssterilisationen nur als Vorstufe zur rassenideologisch aufgefassten NS-Euthanasie wahrgenommen, was die Auseinandersetzung mit der Sterilisation generell und ihren eugenischen Wertunterscheidungen verhinderte. Dies ließ keine Auseinandersetzung mit dem Unrecht der zwangsweisen Unfruchtbarmachung zu. Die zaghaften Versuche in der Nachkriegszeit endeten auch im Bereich der Evangelischen Kirche und ihrer Vorfeldorganisationen im gesellschaftlichen Konsens der Bestreitung des Unrechtcharakters des „Gesetzes zur Verhütung erbkranken Nachwuchses" und der versagten Entschädigung der Betroffenen. Dies war nur folgerichtig, denn die Fortgeltung eugenischer Sichtweisen war nicht nur im Bereich der Evangelischen Kirche, sondern national wie auch international auf breiter Front in Europa wie Amerika zu konstatieren.[41]

Die erneute Diskussion über die Sterilisierung war zwar einerseits der ungeklärten Rechtslage hinsichtlich der Sterilisation in der Bundesrepublik geschuldet, knüpfte allerdings in der Evangelischen Kirche dort an, nämlich bei der eigenen Erklärung von Treysa 1931 und den Beratungen des preußischen Landesgesundheitsrats 1932, wo man der nachfolgenden nationalsozialistischen Zwangseugenik noch nicht gefolgt war. Die eigene praktische Mitwirkung an den Zwangssterilisationen der NS-Zeit wurde schlicht übergangen. Damit stand die Innere Mission der Evangelischen Kirche in Deutschland nicht allein, bildete sich dieser Versuch des Anknüpfens an Weimarer Positionen doch auch in medizinischen und juristischen Debatten über einen Gesetzentwurf zur freiwilligen Sterilisation ab. Vor diesem Hintergrund war die Öffnung zu einer „persönlichen Eugenik" im Familienzusammenhang, die von expliziten bevölkerungspolitischen und selektionseugenischen Argumentationen, besonders vom Zwang, abrückte, in den 1960er Jahren nachvollziehbar. Die Befürwortung eines neuen Gesetzes zur Regelung der freiwilligen Sterilisation mit der medizinischen und eugenischen Indikation blieb jedoch in den 1960er Jahren gesetzesgeschichtlich folgenlos. Gesellschaftliche Entwicklungen individueller Lebensvollzüge und biochemische Möglichkeiten der Schwangerschaftsverhütung überholten die langwierigen Debatten über gesetzliche Regelungen.

Das Problem abnehmender gesellschaftlicher Relevanz kirchlicher Stellungnahmen wurde schließlich bereits früh – weit vor den aktuellen Auseinandersetzungen um die Bioethik – der Hintergrund für die kritische Auseinandersetzung mit biologischen Utopien, die seit Mitte der

60er Jahre ebenfalls im Eugenischen Arbeitskreis des Diakonischen Werkes der Evangelischen Kirche in Deutschland diskutiert wurden. Dabei standen den Bedenken gegenüber jeder Form der „Züchtung" des Menschen die Hoffnungen auf Heilung genetischer Krankheiten entgegen – ein bis heute zu beobachtendes Grundmuster der Debatte um gentechnische Eingriffe ins Erbgut.

Der Versuch, Beratungsfunktionen für die neue Wissenschaft der Biotechnologie zu übernehmen, konnte nur in eingeschränktem Maße, nämlich nur für diejenigen, die überhaupt nach der sozial-ethischen Bewertung der Evangelischen Kirche fragten, eine Relevanz besitzen. Die Stärkung ethischer Kompetenz beim einzelnen Arzt oder Forscher erschien dann letztlich als der kleinste gemeinsame Nenner einer in der Öffentlichkeit ihr Gewicht zunehmend einbüßenden Kirche. Die stillschweigende Auflösung des Eugenischen Arbeitskreises des Diakonischen Werkes der Evangelischen Kirche in Deutschland bedeutete auch ein Eingeständnis des eigenen Relevanzverlustes in gesellschaftlichen Fragen. Zudem markierte das Ende des Ausschusses einen Generationenwechsel in Gesellschaft, Diakonie und Evangelischer Kirche. Viele andere Gründe für den gesellschaftlichen Umbruch 1968 müssen hier außerhalb der Betrachtung bleiben. Was blieb, war die Mitwirkung im gesellschaftlichen Konzert der Politikberatung als eine unter vielen Stimmen.

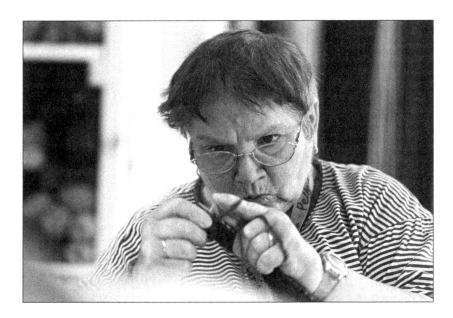

*Dieser Beitrag ist die gekürzte Version eines demnächst in der Zeitschrift für Kirchengeschichte (ZKD) erscheinenden Textes.

1 In historischer Perspektive unzureichend ist die auf Anregung und Förderung des Bundesministeriums für Forschung und Technologie durch die Forschungsstätte der Evangelischen Studiengemeinschaft in Heidelberg durchgeführte zusammenfassende Studie von Hartwig von Schubert, Evangelische Ethik und Biotechnologie, Frankfurt/Main 1991, die in der resümierenden Literaturübersicht (bes. S. 61-70) keine Kontinuitäten zur Zeit vor 1945 deutlich macht, obwohl übrigens die Namen Harmsen, Bornikol und Loeffler als Mitwirkende an Positionsbestimmungen für die Zeit bis 1969 durchaus fallen. Zu den Personen siehe unten im Text.

2 Vgl. Jochen-Christoph Kaiser, Sozialer Protestantismus im 20. Jahrhundert. Beiträge zur Geschichte der Inneren Mission 1914-1945, München 1989, S. 316-390; ders., Rassenhygiene und Innere Mission. Zur Diskussion im Centralausschuß für Innere Mission 1930-1938, in: Lippische Mitteilungen 55. 1986, S. 197-217; Sabine Schleiermacher, Sozialethik im Spannungsfeld von Sozial- und Rassenhygiene: der Mediziner Hans Harmsen im Centralausschuß für die Innere Mission, Husum 1998; demnächst ausführlich Jochen-Christoph Kaiser/Uwe Kaminsky (Hgg.), Biologiepolitik und Evangelische Kirche (in Vorbereitung).

3 Hans Harmsen, Gegenwartsfragen der Eugenik, in: Die Innere Mission 26. 1931, S. 336-339, hier S. 338-339.

4 Siehe grundlegend zum Sterilisationsgesetz Gisela Bock, Zwangssterilisation im Nationalsozialismus. Untersuchungen zur Rassenpolitik und Frauenpolitik, Opladen 1986; Christian Ganssmüller, Die Erbgesundheitspolitik des Dritten Reiches. Planung, Durchführung und Durchsetzung, Köln/Wien 1987.

5 Siehe allgemein Peter Weingart/Jürgen Kroll/Kurt Bayertz, Rasse, Blut und Gene. Geschichte der Eugenik und Rassenhygiene in Deutschland, Frankfurt/Main 1988, S. 593-602; zur britischen Besatzungszone: Hans-Ulrich Sons, Gesundheitspolitik während der Besatzungszeit. Das öffentliche Gesundheitswesen in Nordrhein-Westfalen 1945-49, Wuppertal 1983, S. 46-48; Sabine Schleiermacher, Gesundheitspolitische Traditionen und demokratische Herausforderung: Gesundheitspolitik in Niedersachsen nach 1945, in: Wolfgang Woelk/Jörg Vögele (Hg.), Geschichte der Gesundheitspolitik in Deutschland. Von der Weimarer Republik bis in die Frühgeschichte der ‚doppelten Staatsgründung', Berlin 2002, S. 265-283, bes. S. 269-272; Jürgen Wasem u.a., Gesundheitswesen und Sicherung bei Krankheit und im Pflegefall, in: Bundesministerium für Arbeit und Sozialord-nung und Bundesarchiv (Hg.), Geschichte der Sozialpolitik in Deutschland seit 1945. Bd. 2/1: 1945-1949. Die Zeit der Besatzungszonen. Sozialpolitik zwischen Kriegsende und der Gründung zweier deutscher Staaten, Baden-Baden 2001, S. 461-528, S. 480; Sabine Hanrath, Zwischen ‚Euthanasie' und Psychiatriereform. Anstaltspsychiatrie in Westfalen und Brandenburg: Ein deutsch-deutscher Vergleich (1945-1964), Paderborn u.a. 2002, S. 99-110.

6 Theodor Wenzel, Eugenik oder Barmherzigkeit als Grundlage der sozialen Hilfe, in: Die Innere Mission 37. 1947, H. 5/6, S. 1-11.

7 Ebenda., S. 2.

8 Aktenvermerk betr. Tagung des Verbandes für Heil- und Pflegeanstalten, Bethel am 10.12.1947 (Engelmann 12.12.1947), in: ADW, CAW 505.

9 Vgl. zeitgenössisch die unter dem Titel „Diktat der Menschenverachtung" erschienene Dokumentation von Alexander Mitscherlich/Fred Mielke, Medizin ohne Menschlichkeit. Dokumente des Nürnberger Ärzteprozesses, Frankfurt/Main 1960 (2. Auflage 1978); Angelika Ebbinghaus/Klaus Dörner (Hg.), Vernichten und Heilen. Der Nürnberger Ärzteprozeß und seine Folgen, Berlin 2002.

10 Vgl. hierzu Paul Weindling, Health, Race and German Politics between National Unification and Nazism 1870-1945, Cambridge 1989, 563-574.

11 Siehe hierzu Schwartz, Wissen und Macht, S. 177-181.

12 Siehe beispielhaft Ernst Klee, Scham, Reue, neue Verantwortung in Kirche und Diakonie?!, in: Georg Herrmann/Klaus von Lüpke (Hg.), Lebensrecht und Menschenwürde. Behinderung, Eugenische Indikation und Gentechnologie, Essen 1991, S. 60-65.

13 Weingart u.a., Rasse, Blut und Gene, S. 598.

14 Siehe die zusammengefaßte Stellungnahme, die im Gespräch mit einem Vertreter des Bundesfinanzministeriums gegeben wurde: Fernschreiben von Min.Dir. Wolff, Bad Homburg an Präs. Münchmeyer 20.10.1960 u. die Zustimmung Münchmeyers im Schreiben an Wolff 20.10.1960, in: ADW, HGSt 4891. Im Jahre 1960 fragte das Bundesfinanzministerium auch alle Länderverwaltungen hinsichtlich ihrer Position zu einer eventuellen Entschädigung ab. Siehe Güse/Schmacke, Zwangssterilisiert, S. 156.

15 Gisela Bock hat drei Argumentationsfiguren zur Rechtfertigung der Sterilisation in der Nachkriegszeit identifiziert: 1. Mißbrauch der wahren Eugenik durch die NS-Ideologie, 2. auch ohne die NS-Herrschaft hätte es ein Sterilisationsgesetz gegeben, 3. auch in anderen Staaten (USA, Skandinavien) gab und gibt es Sterilisationsgesetze (Bock, Zwangssterilisation, S. 104-116). Diese Argumentationen entstammen dem Bericht des Bundesfinanzministeriums vom 1.2.1961, der für eine Expertenanhörung am 13.4.1961 erstellt wurde. Siehe Katja Neppert, Warum sind die NS-Zwangssterilisationen nicht entschädigt worden?, in: Halbierte Vernunft und totale Medizin. Zu Grundlagen, Realgeschichte und Fortwirkungen der Psychiatrie im Nationalsozialismus (hg. von Matthias Hamann/Hans Asbeck), Göttingen 1997, bes. S. 205-214; Michael Wunder, Die Sterilisation Behinderter und der Schatten der Geschichte, in: Kritische Justiz 21. 1988, S. 309-314.

16 Siehe Neppert, Warum sind die NS-Zwangssterilisationen nicht entschädigt worden?, S. 211 u. 214-216.

17 Bodelschwingh (Neffe) wurde vom Bundesfinanzministerium im September 1962 zu einer Besprechung darüber eingeladen, „ob nicht doch Grundsätze für eine Regelung entwickelt werden könnten, bei der nicht allen sterilisierten Personen, sondern nur einem angemessenen begrenzten und verwaltungsmäßig nach einfachen Merkmalen erfassbaren Personenkreis eine Entschädigung gewährt wird". Dabei kam man aber zu dem für Bodelschwingh unbefriedigenden Ergebnis, dass man so nicht vorgehen könne, um Menschen nicht unnötige Hoffnungen zu machen. Zudem war die Meinung, dass „es ein unsinniges Ding sei, heute Menschen als durch dieses Gesetz zu Unrecht Behandelte zu entschädigen und vielleicht morgen in die Notwendigkeit gesetzt werden, dieselben

Menschen unter ein neues Eugenik-Gesetz zu stellen." (vgl. Bodelschwingh an Kirchenkanzlei 19.11.1962 u. weiterer Schriftwechsel, in: HAB 2/11-17).

18 Die Vereinigung des kirchlicherseits nach 1945 gegründeten Hilfswerks der Evangelischen Kirche mit dem „Centralausschuß für Innere Mission" fand 1957 statt und trug zwischenzeitlich die Bezeichnung „Hauptgeschäftsstelle des Werkes Innere Mission und Hilfswerk der Evangelischen Kirche in Deutschland" bevor sich 1965 der Name „Diakonisches Werk" durchsetzte. In frühen Publikationen wird der Beginn dieses Ausschusses leider falsch auf 1957 datiert, die nachfolgend vorgestellten Protokolle werden nirgendwo erwähnt. Siehe Schleiermacher, Die Innere Mission und ihr bevölkerungspolitisches Programm, in: Heidrun Kaupen-Haas (Hg.), Der Griff nach der Bevölkerung. Aktualität und Kontinuität nazistischer Bevölkerungspolitik, Nördlingen 1986, S. 86/87 u. Lilli Segal, Die Hohenpriester der Vernichtung. Anthropologen, Mediziner und Psychiater als Wegbereiter von Selektion und Mord im Dritten Reich, Berlin 1991, S. 193ff.

19 Siehe Findbuch ADW, JF (Nachlass Joachim Fischer); Johannes Vossen, Gesundheitsämter im Nationalsozialismus. Rassenhygiene und offene Gesundheitsfürsorge in Westfalen 1900-1950, Essen 2001, S. 466.

20 Zitate aus dem „Bericht über die Sitzung des Eugenischen Arbeitskreises am 12. Mai 1959 in Kassel", in: ADW, HGSt 4891. Dass hierbei auch eine gewisse Konkurrenz zur verfassten Kirche eine Rolle gespielt hat, lässt sich aus dem Umstand schließen, dass im März 1959 die Eherechtskommission der EKD getagt hatte deren Ziel es war, eine Stellungnahme zum Entwurf des Strafgesetzbuches über a) künstliche Insemination und b) Straftaten gegen Ehe u. Familie zu erarbeiten (vgl. Niederschrift über die Sitzung der Eherechtskommission der Evangelischen Kirche in Deutschland in Karlshafen/Weser vom 7./8. März 1959, in: ADW, HGSt 4903). Zudem hatte eine ökumenische Studiengruppe im April 1959 in Mansfield getagt und eine verstärkte Geburtenkontrolle zur Beherrschung des Problems der Überbevölkerung angeregt (Responsible Parenthood and the population problem (Report of a Special Ecumenical Study Group), Mansfield College, Oxford, 12-15.4.1959, in: ADW HGSt 4903).

21 Otmar Freiherr v. Verschuer hatte im Nationalsozialismus u.a. als Direktor des Instituts für Erbbiologie und Rassenhygiene in Frankfurt/Main (1935-1942) und beim Kaiser-Wilhelm-Institut als Direktor des Instituts für Anthropologie, Menschliche Erblehre und Eugenik (1942-1945) Karriere gemacht. Er galt trotz seiner Verstrickung in Menschenversuche, die sein Assistent Josef Mengele in Auschwitz durchgeführt hatte, als angesehener Genetiker (vgl. Zu den Zwillingsforschungen Josef Mengeles und von Verschuers Assistentin Magnusson siehe Weingart u.a., Rasse, Blut und Gene, S. 572-581; Müller-Hill, Das Blut von Auschwitz und das Schweigen der Gelehrten, in: Doris Kaufmann (Hg.), Geschichte der Kaiser-Wilhelm-Gesellschaft im Nationalsozialismus. Bestandsaufnahme und Perspektiven der Forschung, Göttingen 2000, S.189-227; Kröner, Von der Rassenhygiene zur Humangenetik, S. 97-149; Hesse, Augen aus Auschwitz, bes. S. 89-95; Ernst Klee, Deutsche Medizin im Dritten Reich. Karrieren vor und nach 1945, Frankfurt/Main 2001, S. 348-395; Øyvind Foss, Eugenik und Menschenwürde als Dilemma zwischen Auschwitz, Diakonie und Bekennender Kirche. Otmar Freiherr von Verschuer (Working Papers from Stavanger University College 105. 2002), Stavanger 2002, bes. S. 10-16; Achim Trunk, Zweihundert Blutproben aus Auschwitz. Ein Forschungsvorhaben zwischen Anthropologie und Biochemie (1943-1945), Berlin 2003. Vgl. zu Lothar Loeffler die Angaben bei Müller-Hill, Tödliche Wissenschaft, S. 79-82; Weingart u.a., Rasse, Blut und Gene, S. 439-441; Klee, Deutsche Medizin im Dritten Reich, S. 269-271.

22 Es wurden von Fischer bzw. dem jeweiligen Präsidenten des Diakonischen Werkes in den Folgejahren noch weitere Diskutanten zugeladen u.a. (ohne Anspruch auf Vollständigkeit) Prof. Dr. Heinz Kirchhoff (Göttingen), Chefarzt Dr. Becker (Altdorfer Anstalten, Nürnberg), Pastor Werner Dicke (Hannover-Kleefeld), Prof. Dr. Dombois (Heidelberg), Frau Prof. Dr. med. Stoeber (Kinderklinik der Inneren Mission, Garmisch-Partenkrichen), Frau Dr. med. Bertha Sommer (Ev. Zentralinstitut f. Familienberatung, Berlin-Schlachtensee), Konsistorialpräsident Hansjürg Ranke (Berlin) etc. (Siehe Adressenliste „Eugenischer Arbeitskreis" (ohne Datum), in: ADW, HGSt 4891 sowie Früherfassung und Frühbehandlung Behinderter. Memorandum des Eugenischen Arbeitskreises des Diakonischen Werkes der Evangelischen Kirche in Deutschland, in: Die Innere Mission 57. 1967, S. 383).

23 „Hier muß die Objektivität der Beurteilung durch ein unabhängiges ärztliches Gremium sichergestellt sein, dem notwendigerweise ein auf dem Gebiet der Humangenetik und des jeweils betreffenden Fachgebietes besonders qualifizierter Arzt angehören sollte." (Ergebnisbericht der Sitzung des Eugenischen Arbeitskreises am 28./29.11.1960 in Kassel, in: ADW, HGSt 4891).

24 Siehe die Nachzeichnung der Debatte bei Hahn, Modernisierung und Biopolitik, S. 96-100.

25 Vgl. Weingart u.a., Rasse, Blut und Gene, S. 649; Schwartz, Wissen und Macht, S. 181ff.; Jürgen Reyer, Alte Eugenik und neue Wohlfahrtspflege. Entwertung und Funktionalisierung der Fürsorge vom Ende des 19. Jahrhunderts bis zur Gegenwart, Freiburg i. Br. 1991.

26 Dabei rückten insbesondere Fragen der Familienplanung in den Vordergrund. Bei einem Referat über einen Bericht der WHO (siehe: Deutsche Zentrale für Volksgesundheitspflege (Frankfurt/Main) u. Akademie für Staatsmedizin in Hamburg, Die Humangenetik und das öffentliche Gesundheitswesen. Deutsche Übersetzung des Zweiten Berichtes des WHO Expert Commitee on Human Genetics (Wld. Hlth.Org. techn. Rep. Ser. 1964, 282), Hamburg 1965, in: ADW, JF 69) referierte z.B. der Heidelberger Biogenetiker Friedrich Vogel über die Aufgaben einer aktiven Erbgesundheitspflege: „Negative wie positive genetische Maßnahmen sind vor allem unter dem Gesichtspunkt des individuellen Einzelschicksals wie dem der Familie bedeutsam, dagegen kaum populationsgenetisch wirksam. Die Bewegung der Familienplanung sollte vor allem über den öffentlichen Gesundheitsdienst auch unter eugenischem Gesichtspunkt genutzt werden." (Aus der Arbeit der Ausschüsse: Arbeitsausschuß für Bevölkerungs- und Familienfragen, in: Deutsche Zentrale für Volksgesundheitspflege, Mitteilungen IX. Jg., Mai 1965, H. 1, S. 9).

27 Vgl. beispielhaft Hans Nachtsheim, Überbevölkerung und Erbgutdegeneration. Gefahren für die zukünftige Menschheit aus der Sicht des Erbbiologen, in: Soziale Arbeit 17. 1968, H. 1, S. 3-16; mit Betonung des Zusammenhangs der internationalen Debatte amerikanischer und europäischer Eugeniker siehe Stefan Kühl, Die Internationale der Rassisten. Aufstieg und Niedergang der internationalen Bewegung für Eugenik und Rassenhygiene im 20. Jahrhundert, Frankfurt/Main 1997, S. 198-204.

28 Ähnlich sprachen sich Verschuer und Loeffler Anfang 1964 in einer Diskussion über die Notzuchtsindikation gegen die Meinung eines „möglichen erbbiologischen Schaden[s] bei einem nach einer Vergewaltigung geborenen Kind" aus, da Notzucht kein Hangdelikt sondern ein Aktualdelikt sei. (Protokoll über die Sitzung des Eugenischen Arbeitskreises am 11.2.1964 in Stuttgart, in: ADW, HGSt 4891).

29 Der Arzt und Psychoanalytiker Hans March (geb. 1895) formulierte 1951 im Rahmen von Beratungen des damaligen Centralausschusses (Ost) für Innere Mission „Thesen des Medizinerkreises zur Frage der Sterilisierung". Darin benannte er die Sterilisation klar als „verstümmelnde[n] Eingriff in eine Persönlichkeit". Vgl. Das Problem der Sterilisierung, in: Die Innere Mission 41. 1951, S. 143-144; ferner Dr. H. March (Facharzt für Neurologie und Psychiatrie): Das Problem der Sterilisierung und die besondere Situation des evangelischen Arztes im Blick auf den hippokratischen Eid (Referat bei der gemeinsamen Sitzung des Eugenischen Arbeitskreises und der Strafrechtskommission vom 14./15.1.1966 in Frankfurt/Main), in: ADW, HGSt 4892. March hatte zudem 1954 in einem Buch über „Lebensschicksale in psychiatrischen Gutachten" ein eigenes Gutachten „zur Problematik der eugenischen Sterilisierung" aus dem Jahre 1943 ungeschützt und selbstkritisch veröffentlicht. Er sah es als „Menetekel" für „ärztliche Unsicherheit und Beeinflußbarkeit" während der NS-Zeit. „Nie sollte der Arzt, wie bei den eugenischen Sterilisierungsgesetzen, ohne vital zwingenden Grund in einem Menschenleben Schicksal spielen wollen." (Hans March, Lebensschicksale in psychiatrischen Gutachten. Schuld und Verantwortung, 2. Auflage Stuttgart 1959 [Original 1954], S. 241-274, Zitate S. 241 u. 266; vgl. ferner ders., Fehlerquellen medizinischer Begutachtung. Fälle und Probleme, Berlin 1969).

30 Dabei setzten sich als Normen für darüber befindende Gutachterkommissionen bei den Ärztekammern das Mindestalter von 25 Jahren und das Vorhandensein mehrerer Kinder bei Frauen durch. Hier soll noch einmal auf die geschlechtsspezifische Dimension der Sterilisierung hingewiesen werden, die erst seit Mitte der 1960er Jahre im Rahmen der Debatte über eine „vikariierende Sterilisation" auch für Männer diskutiert wurde. Vgl. Hahn, Modernisierung und Biopolitik, S. 111-118, 142-146.

31 Vgl. Martin Greschat, Protestantismus und Evangelische Kirche in den 60er Jahren, in: Axel Schildt/Detlev Siegfried/Karl-Christian Lammers (Hg.), Dynamische Zeiten. Die 60er Jahre in den beiden deutschen Gesellschaften, Hamburg 2000, S. 544-581, Zitat 581.

32 Siehe Präses Scharf vor der Diakonischen Konferenz (25.6.1965), in: ADW, PB 280; Um das Zukunftsbild der Wissenschaftler, in: epd ZA Nr. 144 v. 28.6.1965, S. 2 (in: ADW, HGSt 4892).

33 Siehe Berichte über die Tagungen „Die biologische Manipulierbarkeit des Menschen", Evangelische Akademie Bad Boll 1967 oder „Das Leben – Ursprung, Struktur, Entwicklung" vom 28. bis 30. Oktober 1966 in der Ev. Akademie Berlin im Nachlaß Fischers in: ADW, JF 98.

34 Niederschrift über die Sitzung des Eugenischen Arbeitskreises am 9./10.6.1967 in Frankfurt, in: ADW, HGSt 4898.

35 Fischer an v. Verschuer 2.1.1967, in: ADW, HGSt 4897.

36 Ebenda. Vgl. Die Zukunft als Drohung und Chance. 5. Deutscher Evangelischer Akademikertag 14. bis 16. Oktober 1966 in Essen, Stuttgart 1966.

37 So hatte ein journalistisches Buch mit dem Titel „Die Menschenmacher" auszugsweise das Tagungsprotokoll referiert, kommentiert und mit Fragezeichen versehen (vgl. Richard Kaufmann, Die Menschenmacher. Die Zukunft des Menschen in einer biologisch gesteuerten Welt, Frankfurt/Main 1964; später wurde das gesamte Tagungsprotokoll auch auf deutsch veröffentlicht: Das umstrittene Experiment – der Mensch. 27 Wissenschaftler

diskutieren die Elemente einer biologischen Revolution, hg. von Gordon Wolstenholme u. Klaus Prost, München u.a. 1966). Vgl. Sozialhygienische Rundschau II (15.12.1965), in: ADW, HGSt 2329.

38 Niederschrift über die Sitzung des Eugenischen Arbeitskreises am 9./10.6.1967 in Frankfurt, in: ADW, HGSt 4898.

39 Fischer hatte bereits Anfang der 1960er Jahre einen Konflikt über seine Arbeit mit dem Präsidenten des Werkes Innere Mission und Hilfswerk, der 1964 durch eine Schlichtung beigelegt worden war. Er fühlte sich mit seiner Arbeit nicht ausreichend wahrgenommen und wechselte zum Beginn des Jahres 1968 zur badischen Landeskirche (vgl. ADW, JF 140 und 143).

40 Vermerk v. Hase an Dr. Schober, Dr. Collmer betr. Eugenischer Arbeitskreis (1.12.1969), in: ADW, HGSt 4900.

41 Vgl. Kühl, Internationale der Rassisten.

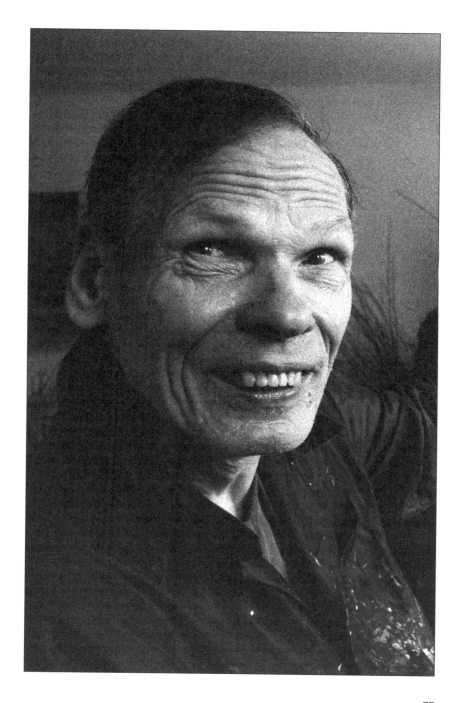

Margret Hamm

Zwangssterilisiert oder „euthanasie"-geschädigt zu sein – Eine Stigmatisierung, die geblieben ist

Zwangssterilisierte und die Opfer der „Euthanasie" und ihre Kinder, die „Euthanasie-Geschädigten, wurden vom NS-Staat aufgrund des Gesetzes zur Verhütung erbkranken Nachwuchses verfolgt und stigmatisiert. Die rassistischen Begründungen dieses Gesetzes durch Gütt, Rüdin und Ruttke sind in ihrem Buch von 1934 und der zweiten Auflage von 1936 wie folgt nachzulesen: „Ziel der dem deutschen Volk artgemäßen Erb- und Rassenpflege ist: eine ausreichende Zahl Erbgesunder, für das deutsche Volk rassisch wertvoller, kinderreicher Familien zu allen Zeiten. Der Zuchtgedanke ist Kerngehalt des Rassengedankens. Die künftigen Rechtswahrer müssen sich über das Zuchtziel des deutschen Volkes klar sein."

Zur „Reinerhaltung der Rasse", zur „Reinigung des Volkskörpers" wurden die Menschen ihrer Freiheit beraubt und mit Pseudodiagnosen in Heil- und Pflegeanstalten gesperrt und/oder ihrer Zeugungsfähigkeit beraubt, d. h. verstümmelt. Und nach 1939 wurden die meisten der als „lebensunwert" stigmatisierten Menschen durch die verschiedenen „Euthanasie"-Maßnahmen ermordet. Bei Zwangssterilisierten geht man von zirka 400 000 Opfern aus, bei den Ermordeten von zirka 300 000 Menschen. Sie wurden durch Gas, Medikamente oder gezieltes Verhungernlassen umgebracht. Hinzu kommen die traumatisierten Kinder der Ermordeten, so dass man sicher nicht übertreibt, wenn man sagt, dass zirka eine Million Menschen durch dieses menschenverachtende Gesetz ihrer Lebensperspektive beraubt bzw. ihr Leben zerstört wurde.

Zwangssterilisierte und die Kinder der Ermordeten durften nach den Bestimmungen des NS-Staates keine weiterführenden Schulen besuchen, waren in ihrer Berufswahl eingeschränkt und Zwangssterilisierte durften nur Zwangssterilisierte heiraten. Die Kinder der getöteten Eltern kamen in Waisenhäuser, Kinderheime und systemkonforme „Pflegefamilien". Auch sie waren, wie wir aus Berichten Betroffener wissen, erbbiologischen Begutachtungen ausgesetzt. Denn auch sie galten für die NS-Ärzte und Psychiater, wie ihre Eltern, als lebensunwert und erbkrank, und eine spätere Zwangssterilisation war behördlicherseits schon vorgesehen. Nur ihr Kindesalter schützte sie vor der sofortigen Durchführung der Zwangssterilisation und, wenn sie Glück hatten, vor der Kinder-„Euthanasie". Diese Kinder, das trifft aber auch für die Zwangssterilisierten zu, wurden durch psychische Kränkungen und Entbehrungen sowie durch ein zwangsweise zerstörtes Familienleben und mit dem Makel, ebenfalls behindert zu sein, psychisch krank und traumatisiert.

Diese Stigmatisierung des „Lebensunwert-" und Ausgegrenztseins ist den Opfern nach dem Ende des NS-Staates geblieben. Lassen Sie mich an dieser Stelle drei Lebensgeschichten vortragen, von Menschen, die damals in unterschiedlichen sozialen Schichten lebten, und die erkennen lassen, wie das Gesetz zur Verhütung erbkranken Nachwuchses die Lebensplanung der Menschen zerstörte.

Anna Demloff und ihre Kinder
Anna wuchs wohlbehütet in großbürgerlichen Verhältnissen auf. Ihr Vater war ein bekannter Heilpraktiker und Vorsitzender seines Berufsverbandes, der eine gutgehende Praxis und eine Klinik für gesunde Heilweise in Berlin hatte.

Anna und Rudolf Demloff, die glücklich verheiratet waren, hatten zwei Söhne: Erwin und Jürgen. Bilder aus dieser Zeit und die Kindheitserinnerungen von Jürgen Demloff beschreiben eine zwar arme – man bedenke: die Folgen der Wirtschaftskrise brachten vielen Familien Hunger und Not –, aber glückliche Familie.

Die Erlebnisse Annas in ihrem Elternhaus, wenn sie mit ihrem Mann und den Kindern dort war, sowie ihre ganze Lebenssituation waren für sie ein Wechselbad der Gefühle, das sie krank machte. Jürgen Demloff erinnert sich, dass seine Mutter selig war, wenn sie mit ihrem Mann und den Kindern bei den Großeltern sein konnte. Aber zwischen dem Großvater und ihrem Mann gab es ständig Spannungen. Er ließ seinen Schwiegersohn spüren, dass er aus einem anderen Milieu kam. Jürgen Demloff erzählt: „...Wir sind draußen in Werder zu Weihnachten, es gibt Festtagsbraten, die Gans wird aufgetragen, Großvater krempelt sich die Ärmel auf und zerlegt die Gans, sagt „Jedem das Seine" und gibt meinem Vater den abgeschnittenen Stieß. Der steht schweigend auf, zieht sich sein Jackett an und geht in die Kneipe, um was zu essen. Meine Mutter weint, es war ganz grausam. Zu Weihnachten bekamen wir die defekten abgelegten Spielsachen seines Sohnes aus zweiter Ehe, die mein Vater einwickelte und auf den Müllkasten legte. Meine Mutter weinte. Es war ein ganz grausamer Kampf."

Jürgen Demloffs Mutter zerbrach an diesen psychischen Belastungen, wurde 1934 mit der Diagnose „manisch-depressives Irresein" in die Wittenauer Heilanstalten eingeliefert. Und nun begannen zwei Leidensgeschichten. Die der Mutter Anna und die der Kinder Uwe und Jürgen.

57 Jahre nach dem Tod der Mutter, 1999, zwei Jahre nach dem Tod seiner Stiefmutter, bekam Jürgen Demloff das kleine Notizbuch seines schon lange verstorbenen Vaters, die seine jahrzehntelangen Nachforschungen zum Leidensweg seiner Mutter ergänzten.

Die Diagnose, mit der Anna Demloff in die Heil- und Pflegeanstalt eingeliefert wurde, bedeutete, dass sie automatisch vom Amtsarzt angezeigt und dann gleichzeitig nach dem Erbgesundheitsgerichtsbeschluss zwangssterilisiert wurde. Gleichzeitig gerieten die Kinder in das Visier der Rassehygieniker und Erbbiologen. 1935 war Jürgen sechs Jahre und sein Bruder sieben Jahre alt. Im Notizbuch des Vaters steht unter Sonntag, den 20. Januar, Eberswalde. Die Kinder waren zur erbbiologischen Überprüfung beim Oberwärter J. der Heil- und Pflegeanstalt in Eberswalde eingewiesen worden. Im Notizbuch des Vaters steht die genaue Adresse, Wärterdorf 17. Jürgen Demloff erinnert sich an den bedrückenden Aufenthalt in dieser Pflegefamilie. Der Vater versuchte immer wieder, die Kinder in Eberswalde zu besuchen und trug die Besuche jedes Mal in das kleine Büchlein ein. Unter dem 21. Januar 1935 steht Sterilisationsbescheid unterschrieben und Vormundschaft. Jürgens Vater übernahm für seine erkrankte Frau die Vormundschaft und musste gleichzeitig den Sterilisationsbescheid unterschreiben. Anna wurde durch ihre Einweisung in die Heil- und Pflegeanstalt von Amts wegen entmündigt.

Die Notizen seines Vaters lassen Jürgen Demloff die Geschichte noch einmal erleben:
10. Februar Fahrt nach Eberswalde
12. Februar Erwin Geburtstag
15. Februar Bescheid an Wittenau
und am 30. März Ablauf der Kasse für Anna.
Dies bedeutete, dass Annas Mann vom 30. März bis zum 3. Juli 1940 für die Anwaltskosten und für den Unterhalt der Kinder in der Pflegefamilie, später Waisenhaus und Kinderheim, aufkommen musste.

Um seine Jungen wenigstens bei sich haben zu können, nahm Rudolf Demloff sich eine Hausangestellte. Vier Jahre hielt der Vater dem Druck des NS-Regimes stand und ließ sich nicht von seiner geliebten Anna scheiden. 1938 konnte er diesen äußeren und nun auch inneren Druck nicht mehr ertragen. Seine Hausangestellte, die seine Frau werden wollte, wurde schwanger. Die Ehe wurde geschieden und damit am 30. August 1938 die Vormundschaft von Anna Demloff aufgehoben. Sie war jetzt ohne jeden Schutz. Mit dem gleichen Datum erfolgte ihre Verlegung in eine andere Anstalt. Hier verliert sich ihre Spur. Die zwei Jahre bis zu ihrer Ermordung 1940 sind bis jetzt im Dunkeln. Die fingierte Sterbeurkunde aus der Tötungsanstalt Hartheim trägt das Datum 3. Juli 1940.

Nach der Geburt der Halbgeschwister versuchte die Stiefmutter Erwin und Jürgen loszuwerden. Für die Jungen begann eine neue Odyssee. Sie gingen mit der Schulklasse und ihren Lehrern in Kinderlandverschickungslager und waren zweieinhalb Jahre in verschiedenen Regionen des Reiches unterwegs. Nach Berlin zurückgekommen, wurden sie wieder dem Gesundheitsamt zur erbbiologischen Begutachtung vorgestellt. Die Jungen waren aber äußerst sportlich und brachten ausgezeichnete schulische Leistungen. Jürgen hatte Glück und wurde in die Lehrerbildungsanstalt aufgenommen. Er hatte die Hoffnung, auf diesem Wege endlich der Überprüfung seiner „Minderwertigkeit" zu entrinnen. Aber die Kriegsereignisse machten alles zunichte. Im Spätsommer 1944 wurde Jürgen in die Wehrmacht dienstverpflichtet – mit 15 Jahren. Er wurde beim Bau des sogenannten „Ostwalls" im Weichselbogen zum Bau von Panzergräben eingesetzt. Mit seinen 15 Jahren musste er Pkw und Lkw fahren und wurde als Bordfunker und Sanitäter ausgebildet. Nachdem Jürgen Demloff an schwerem Rheuma erkrankte, musste er dem Lagerarzt assistieren und die Kranken im Revier versorgen. Dort infizierte er sich mit Polio, war sechs Wochen bewusstlos und ist seitdem total gelähmt. Das Kriegsende erlebte er im Lazarett in Mittenwalde, von wo Jürgen mit anderen am 8. Mai auf Pferdefuhrwerken in die als Lazarett umfunktionierte Heil- und Pflegeanstalt Teupitz und von dort zurück nach Berlin verlegt wurde. Heimgekehrt, wollen sein Vater und die Stiefmutter ihn nicht in der Familie haben. Sie schoben den nun behinderten Sohn ab und er kam nach Berlin-Buch. Jürgen Demloff griff seinen früheren Berufswunsch auf und wollte Lehrer werden. Sein Vater versagte ihm aber eine finanzielle Unterstützung und so konnte er nicht studieren. In späteren Jahren arbeitete er als Chefredakteur einer Zeitschrift.

Seinem leiblichen Bruder erging es nicht viel besser. Von Krieg und Hunger gezeichnet, ging Erwin nach 1945 ins Ruhrgebiet als Bergmann. Nach einem schweren Berufsunfall konnte er bis zu seinem plötzlichen Tod nur noch leichte Tätigkeiten ausüben.

Bis heute versucht Jürgen Demloff, die zwei fehlenden Lebensjahre seiner Mutter zu recherchieren. Bislang erfolglos. Was ihn 1999 so sehr bewegte, war der späte Erhalt eben jenes Kalendariums, in dem sich durch die genauen Aufzeichnungen seines Vaters auch dessen Sorgen und Nöte um seine Frau Anna und ihre gemeinsamen Kinder widerspiegeln.

Paul Eggert
„...Es ist ein Wunder, dass ich das alles überlebt habe"
1930 wurde Paul als sechstes von zwölf Kindern geboren. Seine vor ihm geborenen Brüder und Schwestern, aber auch die nach ihm geborenen, lebten in schwierigen sozialen Verhältnissen, die den Lebensweg der Kinder prägten. Ihre Wohnung war "vor den Toren der Stadt" an einem damaligen sozialen Brennpunkt. Der Vater kümmerte sich wenig um die Familie und vertrank das Geld, das die Mutter für die Versorgung der Familie brauchte. Es muss für den kleinen Paul schlimm gewesen sein, in der Schule bei seinen Mitschülern um Brot zu betteln, weil er Hunger hatte. So aufgefallen, wurde seine Not das erste Mal aktenkundig. Kurz nach seiner Einschulung musste Paul die Schule wechseln. Dies gefähr-

dete ihn noch stärker, da die Hilfsschule zu den Selektionsmechanismen des NS-Staates gehörte. Von dort aus wurden die Schüler als "lebensunwert" für die spätere Zwangssterilisation gemeldet. Aus den Akten des Archivs des Evangelischen Gemeindedienstes geht hervor, dass Pauls Familie schon 1937 von der Inneren Mission betreut wurde. 1941 wurden seine Eltern geschieden und seiner Mutter das Erziehungsrecht für ihre Kinder entzogen. Pauls schwere Kindheit, Misshandlungen des Vaters, Betteln, um zu überleben, der Verlust elterlicher Liebe nahmen 1941 eine noch dramatischere Wendung.

In den Akten lässt sich nicht eindeutig erkennen, ob der Antrag auf seine Zwangssterilisation von dem nun eingesetzten Pfleger oder einer anderen Stelle, wie der Schule oder der Fürsorgestelle, gestellt wurde. In den Akten ist aber festgehalten, dass der Pfleger Erich P. die Einweisung in die sogenannte „Kinderfachabteilung" Dortmund-Aplerbeck beantragt hat. Vorher wurde Paul, elfjährig, zwangssterilisiert. Im gleichen Jahr 1941 wurde seine Mutter ebenfalls zwangssterilisiert.

Für den kleinen Paul begann eine noch schrecklichere Zeit. Über seine Ängste und die dort erfahrene Traumatisierung kann Paul Eggert auch in späteren Jahren kaum sprechen. Er schrieb einmal über die dortige Zeit: „Ich war eingeteilt, die dreckige Wäsche auf einem Wäschewagen in die Wäscherei zu fahren. Dabei fiel mir auf, dass die Wagen oft schwerer waren als gewöhnlich. In einem unbeobachteten Augenblick schaute ich unter die Wäsche und sah Kinderleichen. Wie oft unter der Wäsche tote Kinder lagen, kann ich nicht sagen. Die Angst wurde dadurch immer größer. Wenn dann wieder welche von uns ins Ärztezimmer mussten, klammerten sie sich an den Größeren fest und mussten mit Gewalt weggebracht werden. Ich hatte Glück und musste nur einmal mit ins Ärztezimmer."

Von Dortmund-Aplerbeck wurde Paul Eggert 1943 in die damalige Provinzial-Heil- und Pflegeanstalt Niedermarsberg verlegt. Er überlebte die Anstalten, weil er arbeitsfähig war, und wie er uns erzählte: „Ein Pfleger mochte mich und hat mich beschützt, so gut es ging. Er sorgte dafür, dass ich in die Korbmacherei kam und etwas arbeiten durfte. Von dort konnte ich auf das Betriebsgelände gucken. Ich sah, wie die älteren Jungen die Essensreste einsammelten und in eine Abfalltonne schütten mussten. Dabei suchten sie noch Reste für sich heraus. Zu trinken gab es so wenig, dass wir des Nachts aufgestanden, im Dunkeln durch den Schlafsaal in die hintere Ecke geschlichen sind, in der die Toilette stand, und daraus getrunken haben. Es war so, dass einer gezogen hat und die anderen abwechselnd getrunken haben. Es ist ein Wunder, dass ich das alles überlebt habe."

Doch das, was Paul Eggert bis heute immer noch traumatisiert und was ihn ein Leben lang bedrückt und unsagbar traurig gemacht hat, ist seine Zeugungsunfähigkeit und der dem Ehepaar Eggert versagte Wunsch,

Kinder zu haben. Unter den physischen und psychischen Verletzungen, die ihm als Kind von den Nazi-Ärzten zugefügt wurden, leidet Paul Eggert bis heute.

Wladyslaw Plichta
Wladislaw Plichta wurde 1922 in Schönfließ bei Danzig geboren. Kurz nach dem Überfall der deutschen Wehrmacht auf Polen holten die Nationalsozialisten den siebzehnjährigen Wladyslaw im November 1939 von seinem Arbeitsplatz in der Werft von Danzig und verschleppten ihn. Wie ihm erging es auch anderen Arbeitskollegen, es waren fast hundert, die alle in Arbeitskleidung von der SS auf Lastwagen, ohne dass man ihnen eine Begründung sagte, in das KZ Stutthof transportierte. Dort musste Wladyslaw als Häftling Nr. 3334 in einer Flugzeugfabrik Zwangsarbeit leisten. Sein Leidensweg ging von Stutthof über Auschwitz und Buchenwald wieder nach Stutthof bei Danzig. Der junge Wladyslaw Plichta war als politischer Gefangener von 1939 bis zur Befreiung aus dem KZ 1945 durch sowjetisch-polnische Truppen seinen Peinigern in den Konzentrationslagern ausgesetzt. Die NS-Ärzte im Konzentrationslager machten ihre medizinischen Versuche durch Injektionen am jungen Wladyslaw. Die Experimente führten zur Sterilisation. Die in Stutthof mit ihm gemachten Menschenversuche haben ihn das Leiden, die Demütigungen und Erniedrigungen bis heute nicht vergessen lassen. Sie haben sein Leben geprägt.

Nach dem Krieg, in den fünfziger Jahren, siedelte Wladyslaw Plichta mit seiner deutschen Frau von Polen in die DDR über, wurde 1974 dort Staatsbürger und arbeitete viele Jahre im VEB-Steinsalzwerk Bernburg als Diesellokschlosser. Er versuchte wiederholt, als Verfolgter des Naziregimes anerkannt zu werden. Seine Briefe wurden vom Komitee der antifaschistischen Widerstandskämpfer mit bürokratischen Hinweisen und einseitigen Sichtweisen, z.B. dass eine Anerkennung nur „aufgrund organisiertem illegalen antifaschistischen Widerstandes in Widerstandsgruppen" möglich sei, abgelehnt. Auch eine schriftliche und beglaubigte Erklärung von drei Mithäftlingen aus dem KZ Stutthof halfen ihm nicht, seine Anerkennung als politisch Verfolgter zu erreichen.

So ist seine Lebensperspektive, nicht nur durch die menschenverachtenden Experimente im Konzentrationslager unwiederbringlich zerstört worden, sondern auch die Anerkennung als politisch Verfolgter des NS-Regimes blieb ihm verwehrt: nicht nur in der DDR, sondern auch nach der Wiedervereinigung in der Bundesrepublik Deutschland.

Sein Nachkriegsschicksal wurde von nicht „mehr auffindbaren", nicht mehr „vorhandenen" und von der SS zerstörten Akten bestimmt. Heute lebt Wladyslaw Plichta von einer bescheidenen Rente in dem Ort, in den er voller Hoffnungen 1958 übergesiedelt ist.

Die Traumatisierungen, die psychischen und physischen Leiden, die in den exemplarischen Lebensgeschichten anklingen, sind den überlebenden Opfern bis ins hohe Alter geblieben. Sie wurden gesellschaftlich – auch nach Kriegsende – weiterhin ausgegrenzt, was sich in der entschädigungspolitischen Debatte der Bundesrepublik Deutschland widerspiegelt. Denn nach dem Ende des Nationalsozialismus, schon in den 50er Jahren, versuchten die Zwangssterilisierten und „Euthanasie"-Geschädigten, eine Entschädigung für das Erlittene gegenüber der Bundesrepublik Deutschland einzufordern. Alle ihre Versuche scheiterten am Nichtwollen der verschiedenen Bundesregierungen. Eine Entschädigung nach dem Bundesentschädigungsgesetz (BEG) blieb ihnen verschlossen. Sie werden bis heute nicht als NS-Verfolgte anerkannt, obwohl es inzwischen wissenschaftlich unbestritten ist, dass das Gesetz zur Verhütung erbkranken Nachwuchses ein Rassegesetz war, aufgrund dessen bestimmte Bevölkerungsgruppen ausgegrenzt und verfolgt worden sind. Und bedenkt man, dass in den Gesetzgebungsverfahren der 50er und 60er Jahre die gleichen Leute beratend als Gutachter tätig waren, die im Nationalsozialismus Befürworter von Zwangssterilisationen und „Euthanasie" waren, wundert uns die entschädigungspolitische Situation nicht. Dies möchte ich Ihnen an einem Beispiel verdeutlichen. Es sind Zitate aus dem Protokoll des Ausschusses für Wiedergutmachung vom April 1961, Tagesordnung: Frage der Entschädigung für Zwangssterilisierte, Anhörung von Sachverständigen. Ich habe drei Beispiele ausgewählt.
Aus dem Protokoll von 1961:
Prof. Ehrhardt: „... warnt davor, sich bei dem Problem einer gesetzlichen Entschädigungsregelung für die Sterilisierten auf psychiatrische Streitgespräche einzulassen. (...) ... verspricht sich nichts von einer Geldentschädigung. (...)"
Prof. Nachtsheim: „... Nach allen meinen Darlegungen betrachte ich die Notwendigkeit einer Entschädigung der auf legalem Wege von 1933 bis 1945 sterilisierten Erbkranken als nicht gegeben. (...)"
Prof. Villinger: „... Von diesem Gesichtspunkt aus ist mit besonderer Vorsicht bei allen diesen Dingen vorzugehen, besonders wenn man sieht, wie Entschädigungsneurosen in einem fast unheimlichen Maße zugenommen haben und um sich greifen. (...)"

Erhardt, Mitglied der NSDAP, erstellte Gutachten für Erbgesundheitsgerichte und Erbgesundheitsobergerichte, die zur Begründung der Zwangssterilisationen dienten. Als Gutachter waren nur systemkonforme Ärzte und Psychiater zugelassen.

Nachtsheim, einer der Rassehygieniker im NS-Staat, war an Menschenversuchen mit epileptischen Kindern beteiligt.

Villinger, als NS-Arzt in den Bodelschwinghschen Anstalten in Bethel bei Bielefeld, zeigte 1.700 Menschen zur Zwangssterilisation an. Als „T4"-Gutachter selektierte er „biologisch Minderwertige" und schickte sie in den Tod.

Nachtsheim sprach sich in diesen Beratungen (1961) auch für eine erneute zwangsweise Sterilisierung aus, denn: „Jedes Kulturvolk braucht eine Eugenik, im Atomzeitalter mehr denn je".

Der Wiedergutmachungsausschuss kam mit diesen Gutachtern, es waren auch noch andere daran beteiligt, zu dem Schluss, dass das Gesetz zur Verhütung erbkranken Nachwuchses nicht im Widerspruch zu rechtsstaatlichen Grundsätzen stehe. Die damalige Formulierung, wenn man bei einer anderen Entscheidung an alle Verfolgten zahlen müsse, ginge der größere Teil der Summe an „Geisteskranke, Schwachsinnige und schwere Alkoholiker", war eine zweite Stigmatisierung der Opfer. Soviel zum Wiedergutmachungsausschuss der Bundesrepublik Deutschland in den 60er Jahren.

Der Ausschluss der Zwangssterilisierten und „Euthanasie"-Geschädigten aus den Entschädigungsleistungen der reichen Bundesrepublik Deutschland war und ist für die Opfer demütigend. Sie stehen in der Opferhierarchie ganz unten. Erst Ende der 80er Jahre, als unser Bund von einer zwangssterilisierten Frau, Klara Nowak, mit Unterstützung von Prof. Dörner, mitgegründet wurde, kam etwas Bewegung in die Debatte und erste Leistungen wurden erstritten. Verglichen mit anderen Opfergruppen, denen eine Entschädigung nach dem BEG (sprich: sie haben den Verfolgten-Status) gewährt wird, erhält diese Gruppe bis heute nur ein Almosen. Und da ist es egal, welche der Parteien die Regierungsmacht hat. Die Aussagen der heutigen Regierungsvertreter widersprechen beispielsweise genau dem, was sie in ihren Oppositionszeiten für diese Opfer forderten.

So forderten SPD und Bündnis 90/DIE GRÜNEN in ihrer Oppositionszeit für die Opfergruppe der Zwangssterilisierten und „Euthanasie"-Geschädigten, diese als NS-Verfolgte anzuerkennen, sowie die Annullierung des Gesetzes zur Verhütung erbkranken Nachwuchses. Heute, in der Regierungsverantwortung, lehnen sie ihr eigenes Anliegen von damals ab.

In der Entschädigungspraxis der Bundesrepublik Deutschland spiegelt sich die Verachtung der Entscheidungsträger gegenüber diesen Menschen wieder. Durch die Zwangssterilisation und die soziale Ausgrenzung, und die Stigmatisierung als „Lebensunwerte", haben sich viele der Opfer nicht in die Gesellschaft der Bundesrepublik Deutschland integrieren können.

Abgebrochene schulische Abschlüsse und der Verlust einer möglichen Ausbildung, sowie gesundheitliche Ausfallzeiten aufgrund der erlittenen physischen und psychischen Leiden, haben ihren Lebensweg zerstört.

Wir fragen uns natürlich, warum verweigert man ihnen bis heute eine Entschädigung im Sinne des BEG und, was für die Opfer und die nachfolgenden Generationen noch wichtiger ist, ihre Rehabilitierung durch die Annullierung des Gesetzes zur Verhütung erbkranken Nachwuchses, das 1974 lediglich außer Kraft gesetzt wurde. Diese vom Gesetzgeber bislang verweigerte Für-Nichtig-Erklärung lässt vermuten, dass die Bundesregierung nach wie vor davon überzeugt ist, dass, wie schon 1961 der Rassehygieniker Nachtsheim meinte, das Gesetz zur Verhütung erbkranken Nachwuchses ein rechtsstaatliches Gesetz gewesen sei. Was wollen die Zwangssterilisierten und „Euthanasie"-Geschädigten überhaupt und warum melden sie sich zu Wort? Betrachtet man die heutige Diskussion um die sogenannte Sterbehilfe mit der Forderung, dass eine mögliche Tötung von Patienten und Patientinnen durch einen Gesetzesentwurf des Bundesministeriums der Justiz im Bürgerlichen Gesetzbuch verankert werden soll (Stichwort Patientenverfügung), so wird deutlich, dass die „Euthanasie" und, wie im Bereich der PID beispielsweise, die Selektion von Menschen, keine Tabu-Themen mehr sind. Und wenn neue Selektionsmechanismen gesellschaftliche Akzeptanz finden, wie es zur Zeit der Fall ist, scheint es auf der politischen Ebene widersinnig, die Zwangssterilisierten und „Euthanasie"-Geschädigten, als Verfolgte des NS-Regimes, durch die längst überfällige Annullierung des Gesetzes zur Verhütung erbkranken Nachwuchses, zu rehabilitieren.

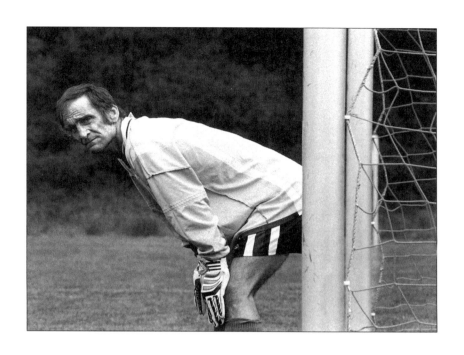

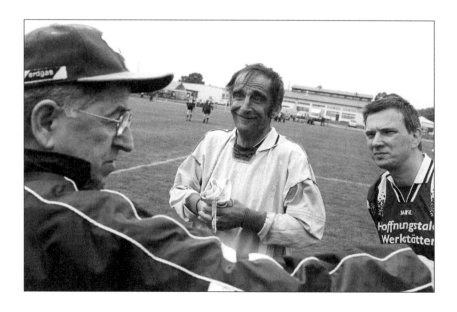

Reinhard Gabbert

Standpunkte von Eltern mit behinderten Kindern zur aktuellen Bioethikdebatte

Wenn über die Grenzen des Machbaren gesprochen wird, sprechen darüber zumeist Fachleute der entsprechenden Gebiete. Ich als Vertreter einer Gruppe von Betroffenen denke, dass auch wir einige Impulse und Anregungen in die laufende Diskussion einbringen können und vor allem auch müssen.

Unser Verein „Eltern helfen Eltern e.V.", ein Verein von Eltern behinderter Kinder hat sich bereits vor mehr als 20 Jahren gebildet, damals als Elterngruppe, später als Verein. Zielstellung war und ist noch heute, für unsere Kinder eine bestmögliche Entwicklung zu erreichen und Fördermöglichkeiten zu schaffen, um sie weitestmöglich zu einem selbstbestimmten Leben zu befähigen. Diese Ziele erreichen wir über Elterngruppenarbeit, d.h. Erfahrungsaustausch zwischen den Eltern, aber auch Weiterbildung für die Eltern und nicht zuletzt durch Angebote für die behinderten Kinder, Jugendlichen und jungen Erwachsenen in den Bereichen Freizeit, Sport, sinnvolle thematische Betätigung in Gruppen.

Die Bischofskonferenz 1997 sprach davon, dass jedes Kind liebenswert ist und wir das Leben annehmen statt auswählen sollen. Dieses Wort spiegelt auch das Verhalten vieler Eltern wider. Aber nicht jeder kommt mit dieser Forderung klar. Viele der Angehörigen werden oder sind überfordert mit den täglichen Hilfestellungen für unsere behinderten Angehörigen. So stellen sich viele auch die Frage, warum sind wir betroffen oder musste das sein. Hier möchte ich wieder auf das Wort der Bischofskonferenz verweisen: Jedes Kind ist liebenswert.

Damit sind wir für uns als Eltern bei Frage nach pränataler Diagnostik und den Grenzen des Machbaren angekommen. Pränatale Diagnostik ist wie andere medizinische Untersuchungsmethoden als solche ethisch neutral; problematisch und ethisch relevant hingegen können die praktischen Folgen der aus ihr gewonnenen Erkenntnisse sein. Zunächst einmal erweitert sie das dem Einzelnen zugängliche Wissen über die genetische Ausstattung seiner Nachkommen. Dadurch kann sie in vielen Fällen den Lebens- und Gesundheitsinteressen des Ungeborenen dienen und seine Chancen verbessern. Sie kann den Entschluss zu einem Kind auch in Fällen einer Risikoschwangerschaft erleichtern; in rund 97% der Fälle können die Eltern von einer über Monate währenden Angst befreit werden, ein Kind mit einer Chromosomenstörung zu bekommen. In den übrigen Fällen können die Eltern sich frühzeitig auf ein behindertes Kind einstellen. Die pränatale Diagnostik kann weiterhin verhindern, dass Schwangerschaften aufgrund bloß befürchteter Schädigungen des ungeborenen Kindes abgebrochen werden.

Die bestehenden Missbrauchsgefahren fordern allerdings von allen Beteiligten höchste Wachsamkeit und Sensibilität. Insbesondere wegen der Ambivalenz der pränatalen Diagnostik müssen Eltern wissen, worauf sie sich einlassen, wenn sie einer solchen Untersuchung zustimmen. Was erwartet die Eltern, die Familie, das Kind, wenn dieses krank bzw. behindert ist? Jede pränatale Diagnostik setzt daher eine ausführliche humangenetische und medizinische Beratung voraus, die den Ratsuchenden die Tragweite und das Risiko des Eingriffs bewusst machen; ebenso ist nach der pränatalen Diagnostik das Ergebnis mit den Ratsuchenden zu erörtern. Darüber hinaus müssen die betroffenen Eltern in Erwartung eines behinderten Kindes der Unterstützung durch die Solidargemeinschaft gewiss sein und umfassend über Hilfsangebote informiert werden.

Im Blick auf die Einschätzung von Behinderungen ist erneut darauf hinzuweisen, dass Behinderung ein Teil unserer Lebenswirklichkeit ist und bleiben wird. Die Ursachen von Behinderungen sind vielfältig. Nicht nur genetische Defekte und vorgeburtliche Schädigung verursachen Behinderungen. Viel häufiger sind Unfälle, Erkrankungen oder normale Alterungsprozesse verantwortlich. Nur ein geringer Prozentsatz von Krankheit und späterer Behinderungen kann also überhaupt vorgeburtlich entdeckt werden.

Es ist eine Illusion zu meinen, man könne eine behindertenfreie Gesellschaft oder eine Welt ohne Leid schaffen. Das Zusammenleben mit behinderten oder kranken Menschen gehört auch zukünftig zur gesellschaftlichen Wirklichkeit. Das schließt mit ein, dass Hilfen für behinderte Menschen nach wie vor von der Solidargemeinschaft getragen werden.

Oft wird berichtet, dass die gängige Beratung werdender Mütter, bei denen die Ärzte den Verdacht auf ein behindertes Kind diagnostizierten, in etwa folgendermaßen abläuft:

Zuerst wird darüber informiert, was das Kind alles nicht können und niemals lernen werde. Welches Leid, welche Belastungen und welche Entbehrungen durch eine einfache Abtreibung aus der Welt geschaffen werden könnten. Will die Mutter das Kind dann immer noch behalten, zeigt man ihr auf, welche Unterbringungsmöglichkeiten es in Behindertenheimen gibt. Ende der Beratung, Ende anderer Perspektiven. Ende der Information über Förder-und Integrationsmöglichkeiten und wie behinderte Menschen zu einem selbstbestimmten und integrierten Leben geführt werden können. Die Beratung durch jene Ärzte, die die Abtreibung durchführen, bleibt naturgemäß defizitorientiert. Eltern, insbesondere Frauen, werden so in ihrer schwer wiegenden Situation einer fairen Entscheidungsgrundlage beraubt. Einsicht, Trauer und Reue kommen oft nach vollzogener Abtreibung.

Es ist eine Illusion zu glauben, dass man durch pränatale Diagnostik Behinderungen aus der Welt schaffen könne. Nur ein Prozent aller Behinderungen ist vorgeburtlich bedingt. Der Druck auf Eltern, die ein behindertes Kind haben oder sich gegen eine Abtreibung zur Wehr setzen, steigt ständig. Immer öfter müssen sie sich dafür rechtfertigen und sich gegen Vorwürfe wehren, dass dies der Gesellschaft und dem Staat unnötige Kosten verursache.

Wenn in Deutschland über Menschen mit Behinderung geredet und geschrieben wird, dann werden die vermutlichen Wohltaten der Nichtbehinderten in den Vordergrund gerückt, dann geht es um Mitleid, Hilfe und Unterstützung. Mit der Wirklichkeit hat das relativ wenig zu tun. In ihr erfahren Menschen mit Behinderungen Menschenrechtsverletzungen. Dabei geht es nicht um Ausnahmefälle, nicht um einzelne Skandale. Die Menschenrechte Behinderter werden seit langem weltweit und in vielfältiger Weise verletzt.

Dafür nur ein kleines Beispiel: Ein Behinderter, der bei seinen Eltern lebt, möchte in der Freizeit etwas unternehmen, braucht dazu aber einen Begleiter. Dieser Begleiter wird zum Beispiel in Berlin mit einer bestimmten Stundenzahl pro Monat genehmigt oder auch nicht, da ja die Eltern ihr Kind (25 Jahre) überall hin begleiten können. Erstens will das Kind nicht von den Eltern begleitet werden und zweitens kann und darf es nicht Aufgabe der Eltern sein, immer ihr Kind zu begleiten und damit wie ein Kleinkind zu behandeln. Es muss Aufgabe der Gesellschaft und der Politik sein, hier die entsprechende Rahmenbedingungen zu schaffen. Auch das sind Grenzen des Machbaren.

Die Betrachtungsweise bei uns in Deutschland im Hinblick auf behinderte Mitbürger ist doch die: Er (der Behinderte) kann diese und jenes nicht. In anderen europäischen Ländern ist die Sicht- und Verhaltensweise eine andere, nämlich: Er (der Behinderte) bedarf bei den und den Tätigkeiten Hilfe. Hier kommen unterschiedlich Herangehensweisen und Verhaltensweisen des Umfeldes (der Nichtbehinderten) zum Ausdruck. Auch wir sollten uns diese positive Betrachtungsweise mehr und mehr annehmen.

Die theoretische Betrachtung der Bioethikdiskussion und ihre Auswirkungen auf den täglichen Kampf um Anerkennung und Gewährung von Hilfe und Unterstützung ist für viele Eltern nur ein Punkt von vielen, der häufig nicht im Mittelpunkt der Aufmerksamkeit steht, weil existentielle Probleme in den Familien immer Vorrang haben und haben müssen. Eine Familie mit einem behinderten Angehörigen ist eine behinderte Familie. Dieser Spruch ist so alt wie unser Verein, aber er bleibt trotzdem immer aktuell.

Wir als Eltern haben uns dafür entschieden bzw. sind mit der Situation konfrontiert worden, ein behindertes Kind zu haben und stehen dazu, dass jedes Kind liebenswert ist.

Aus vielen Gesprächen mit anderen Eltern weiß ich, dass sie die Liebe und Zuneigung, die ihnen von ihrem Kind entgegengebracht wird, nicht missen möchten und ihnen diese Zuneigung die Kraft zu Bewältigung des Alltags gibt. Der Alltag mit einem behinderten Angehörigen ist häufig nicht leicht. Trotzdem versuchen wir unseren Kindern Fördermöglichkeiten zu erschließen, aber wir stellen auch Forderungen an unsere Kinder. Oft werden gerade diese Forderungen an die Kinder von den Eltern nicht konsequent durchgesetzt. Deshalb ist es wichtig, den behinderten Angehörigen auch Möglichkeiten zu geben, sich selbst auszuprobieren und seine Grenzen selbst zu suchen. Wir realisieren das in mehreren Ferienlagern. Häufig haben wir nach diesen Lagern von den Eltern zu hören bekommen: Das hätten wir nie gedacht, dass unser Kind dieses oder jenes kann. Die Betreuer in den Ferienlagern gehen zumeist anders mit den Behinderten um. Sie kennen den Einzelnen ja nicht schon jahrelang und wissen nicht wo seine Grenzen sind. Dadurch ist es den Behinderten möglich, eigene Grenzen zu bestimmen und nicht von vorn herein gebremst zu werden. Auch die intellektuellen Fähigkeiten werden anders gefordert und gefördert als bei den Eltern. Häufig sagen Eltern im Nachhinein: Darüber haben wir noch nie gesprochen und hätten auch nicht gedacht, dass unser Kind dazu eine eigene Meinung hat.

So ist das Formulieren von Zielen und das Ausprobieren von Wegen zu ihrer Erreichung ein wesentlicher Bestandteil zur Selbstbestimmung des Lebens.

Nicht alles was machbar ist, ist auch sinnvoll. Hierzu möchte ich auf eine Diskussion die vor Jahren bereits in der Presse abgedruckt wurde verweisen, wo eine an Parkinson-Krankheit Leidende und ein von Geburt an Behinderter über die Bioethik diskutierten. Die an Parkinson Leidende hatte Hoffnungen an die Genforschung und er fürchtete sich vor deren Folgen. An diesen Ansichten sieht man die Zwiespältigkeit des Themas. Der eine hofft auf Erfolge der Medizinforschung und eine Verbesserung seiner Krankheitssymptome und der andere hat Angst vor der Möglichkeit, Krankheiten auszumerzen und damit die Bereitschaft sie zu tolerieren zurückzudrängen. Die Genforschung kann und darf nicht überbewertet werden, sondern es müssen auch die Therapien weiterentwickelt werden.

Vermeintlich schwere Behinderungen wie Spina bifida sind noch lange kein Grund sich aufzugeben, sondern ein Grund mit allen Mitteln für bessere Therapien und Möglichkeiten einzutreten den notwendigen Hilfebedarf zu senken. Die Gesellschaft muss lernen mit Behinderten zu leben und Behinderung zu akzeptieren.

Keine Familie kann ihr Kind nur weil es behindert geboren wurde oder später eine Behinderung erworben hat umtauschen. Ängste der Eltern vor einer möglichen Behinderung ihres Kindes sollten nicht geschürt werden. Die Mediziner haben die Aufgabe die Eltern bestmöglich zu beraten und zu betreuen, um im Falle eines Falles die Eltern „aufzufangen". Die Beratung darf nicht in einem Druck in die eine oder andere Richtung enden. Sie muss alle Möglichkeiten aufzeigen.

Als unsere Kinder geboren wurden, war die Medizintechnik bei weitem noch nicht so entwickelt wie heute und bei vielen Frühgeburten musste mit einer Behinderung des Kindes gerechnet werden. Heute ist die Grenze für Frühgeburten erheblich reduziert auf Grund besserer Medizintechnik und der gemachten Erfahrungen, aber Behinderungen sind damit nicht ausgeschlossen. Ich will damit nur sagen, dass trotz Fortschritten auf vielen Gebieten die Grundprobleme immer noch gleich sind, nur die Grenzen sind verschoben.

Wir werden es akzeptieren müssen, dass es behinderte Menschen in unserer Gesellschaft gibt und dass die Zahl der erworbenen Behinderungen zunehmen wird durch Unfälle und ähnliches, denn die Zahl der angeboren Behinderungen ist in den letzten 20 Jahren ungefähr konstant geblieben. Bessere Therapien und Medikamente durch die Forschung können uns als Angehörige Behinderter nur unterstützen.

Vielmehr brauchen wir als Eltern die Hilfe der Gesellschaft, d.h. der Politiker und vor allem der kommunalen Behörden. Die zur Zeit angestoßene Sozialspardiskussion darf nicht auf dem Rücken der Schwächsten der Gesellschaft, der Behinderten, ausgetragen werden. Deshalb werden wir als Verein immer wieder den Versuch unternehmen, den Dialog zwischen Angehörigen, Betroffenen und Politikern wie auch mit den kommunalen Ämtern zu fördern, um die Nichtbetroffenen weiter zu sensibilisieren.

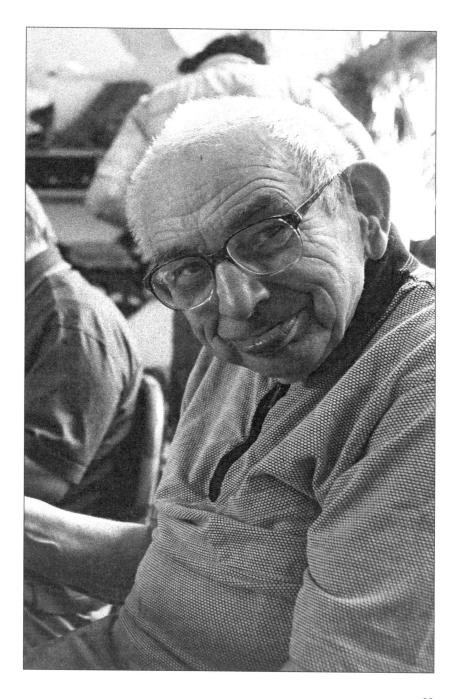

Magret Schlüter

Politikfeld Bioethik

Der Titel der Veranstaltung „Die Grenzen des Machbaren – Bioethik in Medizin und Genforschung" zeigt das Spannungsfeld auf, in dem wir uns in dieser Debatte bewegen. Es stellen sich Fragen, von denen viele bis heute nicht beantwortet sind, z.T. auch nicht beantwortet werden können.

Was verbirgt sich überhaupt hinter den Begriffen „Bioethik" und „Genforschung"? Die Spannbreite ist groß. Ohne Anspruch auf Vollständigkeit reicht sie von
- Präimplantationsdiagnostik (einschließlich Abtreibung),
  Keimbahntherapie (Eingriff ins menschliche Erbgut, Klonen),
- Embryonenforschung, Stammzellenforschung,
- Bio, d. h. Der Frage, ob menschliche Gene patentierbar sind bis hin zur
- Forschung an Nichteinwilligungsfähigen (z.B. geistig behinderten Kindern).

Ich erhebe keinen Anspruch auf Vollständigkeit. Ich habe auch bewusst nicht gewertet oder eine Reihenfolge dessen gebildet, was rechtlich zulässig oder medizinisch oder ethisch vertretbar bzw. nicht vertretbar ist. Aber genau da zeigt sich das Spannungsfeld, und deshalb werden die Antworten auf die Fragen, die sich im Zusammenhang mit dem medizinisch Machbaren ergeben, daran zu messen sein, was ethisch vertretbar ist. Da ist übrigens nach meiner persönlichen Meinung auch der Grund, weshalb sich „die Politik" mit der Bewertung so schwer tut. Hier ist die Gewissensentscheidung jedes einzelnen Menschen gefragt, ob er es für vertretbar hält, mit Embryonen zu forschen, um einerseits Menschen zu helfen (auch den Wissenschafts- und Wirtschaftsstandort nicht zu gefährden) oder andererseits den Embryo „zu benutzen" oder Behinderungen auszuschließen, als sei nur ein der „Norm entsprechender Mensch" ein erwünschtes Lebewesen.

Aber das ist ein weites Feld. Ich möchte mich deshalb auf zwei Themenfelder beschränken.
1. Präimplantationsdiagnostik PID)
Präimplantationsdiagnostik ist eine Untersuchungsmethode, um an menschlichen Embryonen krankheitserhebliche gentechnische oder chromosomale Veränderungen festzustellen.

Im Unterschied zu Methoden der vorgeburtlichen Diagnostik [Pränataldiagnostik (PND)], ist das die Untersuchung an einem außerhalb des Mutterleibes erzeugten Embryo, noch bevor dieser in die Gebärmutter einer Frau übertragen werden soll. Erfassen lassen sich mit der PID (genauso mit der PND) Chromosomen-Veränderungen und DNA-Mutationen.

Nach einhelliger Auffassung verbietet das Embryonenschutzgesetz die PID im Fall der Entnahme von totipotenten Zellen. Totipotente Zellen sind Zellen, die die Fähigkeit besitzen, sich zu einem vollständigen Menschen zu entwickeln. Für die Politik ist zunächst die Frage zu beantworten, ob etwas medizinisch Machbares rechtlich zulässig ist. Und da gibt es unterschiedliche Auffassungen.

Die Vornahme der PID an einer nicht mehr totipotenten Zelle für sich genommen ist zulässig. Nach § 1 Abs. 1 Nr. 2 Embyonenschutzgesetz (EschG) macht sich strafbar, wer es unternimmt, eine Eizelle zu einem anderen Zweck künstlich zu befruchten als dem, eine Schwangerschaft der Frau herbeizuführen, von der die Eizelle stammt. Die Erzeugung eines Embryos in der Absicht, ihn je nach dem Ergebnis der PID gegebenenfalls nicht auf die Frau zu übertragen, ist nach der einen Meinung mit § 1 Abs. 1 Nr. 2 EschG unvereinbar. Nach anderer Auffassung fällt die Erzeugung des Embryos mit diesem Vorbehalt nicht unter die Vorschrift, weil die Herbeiführung der Schwangerschaft beabsichtigt sei. Die geplante Erzeugung so genannter überzähliger Embryonen ist dagegen nach allgemeiner Auffassung nicht zulässig.

Nun stellt sich natürlich die Frage, warum PID verboten, andererseits aber im Rahmen von § 218 StGB ein Schwangerschaftsabbruch möglich ist.

Zunächst zur Erinnerung: Die PND ist rechtlich zulässig. Der rechtswidrige, wenn auch in bestimmten Fällen straflose Schwangerschaftsabbruch aufgrund medizinischer Indikation nach § 218 a Abs. 2 StGB ist dann nicht rechtswidrig, wenn der Abbruch nach ärztlicher Erkenntnis (z. B. aufgrund einer PND) angezeigt ist, um eine Gefahr für das Leben oder die Gefahr einer schwerwiegenden Beeinträchtigung des körperlichen oder seelischen Gesundheitszustandes der Schwangeren abzuwenden und wenn die Gefahr nicht auf eine andere für sie zumutbare Weise abgewendet werden kann.

Wird also während einer Schwangerschaft durch PND oder auf andere Weise festgestellt, dass das zu erwartende Kind voraussichtlich eine schwere Behinderung haben wird, so stellt sich die Frage, ob hiervon für die Mutter eine so schwerwiegende Gesundheitsgefahr ausgeht, dass das Recht die Austragung der Schwangerschaft nicht verlangt werden kann. Nicht die zu erwartende Behinderung ist ein Indikationsgrund für einen unbefristeten Abbruch, sondern die zu erwartende Gefahr einer schwerwiegenden Beeinträchtigung des Gesundheitszustandes der Mutter. Da stellt sich natürlich die Frage, warum der vorherige Ausschluss der Beeinträchtigung (PID) rechtswidrig, der Schwangerschaftsabbruch aber dann doch wieder gerechtfertigt sein soll.

Auch dazu vertreten die Juristen unterschiedliche Meinungen. Ich persönlich neige der Auffassung zu, dass die PID gegenüber der PND eine andere ethische Handlungsqualität aufweist. Die PND wird nicht mit dem Ziel durchgeführt, Embryonen mit einer genetischen Krankheit abzutreiben, sondern sie hat lebenserhaltende Motivationen (Gesundheitszustand der Schwangeren). Bei der PID steht dagegen die Selektion menschlichen Lebens im Vordergrund. Es würden bewusst Embryonen erzeugt, um unter ihnen die geeigneten auswählen zu können. In diesem Zusammenhang ist dann für den Juristen zu entscheiden, ob dem Embryo schon im frühesten Stadium die Menschenwürde des Art. 1 GG und ab wann dem Embryo der Schutz des Art. 2 Abs. 2 GG zukommt. Da streiten sich die Geister (und die Juristen).

Unstreitig ist wiederum, dass es keinen Rechtsanspruch der Eltern auf ein Kind bzw. ein gesundes Kind gibt. Andererseits gibt es auch das problematische Urteil, das die Geburt eines behinderten Kindes als (vermeidbaren) Schaden bewertet.

Diese Fragen können unter ausschließlich juristischer Bewertung unterschiedlich oder gar nicht beantwortet werden, womöglich gar nicht beantwortet werden können. Aber selbst wenn wir die PID als rechtlich zulässig bewerten, nimmt uns das die ethische Bewertung nicht ab. Dabei ist zwischen der Schutzwürdigkeit des menschlichen Lebens und der Elternautonomie abzuwägen, das heißt, dem Wunsch, vor der Schwangerschaft über genetische Probleme Bescheid wissen zu wollen. Das mag noch gehen. Wenn man aber die PID im Kontext mit dem allgemeinen biomedizinischen Fortschritt und den daraus resultierenden Eingriffsmöglichkeiten in den Prozess der Entstehung menschlichen Lebens sieht, wird es dagegen bedenklich. Hier ist als Beispiel nur auf die Forschung an Embryonen hinzuweisen. In diesem Zusammenhang ist häufig von der Gefahr eines Dammbruchs die Rede.

Jürgen Habermas hat – vielleicht treffender – von einer „schiefen Ebene" gesprochen, auf die wir geraten könnten, indem wir durch die Zulassung von PID und verbrauchender Stammzellenforschung der Optimierung und Verdinglichung des vorpersonalen menschlichen Lebens Vorschub leisten. Hans Jochen Vogel hat es anders ausgedrückt: Unterschiede zwischen Person und Sache würden verwischt; der Mensch werde nicht mehr gezeugt, sondern erzeugt, er sei ein Produkt mit Produktkontrolle PID und anschließender Haftung für fehlerhafte Ware.

Auf all diese offenen Fragen muss natürlich die Politik reagieren. Noch nicht absehbare Folgen lassen eine leichtfertige Entscheidung für die PID nicht zu. Denn auch wenn die PID für Fälle in Betracht gezogen werden dürfte, in denen Eltern einer voraussehbaren, traumatisierenden Situation entgehen möchten, haben wir zunächst die Verpflichtung, andere Möglichkeiten zur Behebung des Konflikts auszuschöpfen. Auch Gesetzgebung und Politik müssen das menschliche Leben schützen und schon im Frühstadium rechtliche, politische und institutionelle Rahmenbedingungen setzen. Dazu gehört die Sicherung der Freiwilligkeit der

Inanspruchnahme frühdiagnostischer Angebote ebenso wie die Garantie, dass Eltern, die das Risiko einzugehen bereit sind, ein krankes oder behindertes Kind zu bekommen, in ihrer Entscheidung nicht nur respektiert, sondern auch bei den damit verbundenen materiellen, psychosozialen und körperlichen Belastungen unterstützt werden. Das verlangt zum einen eine behindertengerechte Gestaltung unseres Umfeldes, aber noch viel mehr eine selbstverständliche Akzeptanz und Unterstützung Behinderter.

PID ist danach meines Erachtens rechtlich und ethisch allenfalls unter sehr engen Rahmenbedingungen für Eltern zuzulassen, die selbst bei hohem Risiko ein eigenes Kind wollen. Diese begrenzten Konditionen sollen das Risiko auf ein Mindestmaß begrenzen. Deshalb muss der Gesetzgeber allen Bestrebungen, PID ohne medizinische Indikation als ein Angebot zur Wahl des Nachwuchses nach Kriterien subjektiver Wünschbarkeit zu nutzen (Geschlechtswahl, Wunsch nach bestimmten Eigenschaften des Kindes – so genanntes „Designerkind", Eugenik), klare Grenzen setzen.

2. Therapeutisches Klonen

Die jüngste Entscheidung in Großbritannien, das so genannte therapeutische Klonen erstmals zu genehmigen, sowie die Berichte über die erfolgreiche Durchführung des Klonens menschlicher Embryos durch südkoreanische und amerikanische Wissenschaftler haben auch bei uns wieder die Debatte um das deutsche Embryonenschutzgesetz entfacht.

Worum geht es dabei? Das so genannte therapeutische Klonen ist ein Verfahren, bei dem im Reagenzglas (in vitro) aus einer menschlichen Eizelle der Zellkern entfernt und durch den Zellkern eines fremden Menschen ersetzt wird. Anschließend wird die Eizelle elektrisch stimuliert und beginnt sich zu teilen. Aus dem so entstehenden Zellhaufen lassen sich embryonale Stammzellen gewinnen, die bei dem Spender des Zellkerns zu therapeutischen Zwecken eingesetzt werden können. Mit solchen Stammzellen hofft man bei der Behandlung neuronaler Erkrankungen wie der Multiplen Sklerose, Parkinson oder Alzheimer einen Durchbruch zu erzielen. Auch die Transplantationsmedizin könnte revolutioniert werden, wenn es gelänge, aus embryonalen Stammzellen körpereigenes Gewebe oder sogar ganze Organe zu züchten. (Ich bekomme eine Gänsehaut, wenn ich mir das vorstelle.)

Hiervon zu unterscheiden ist das sog. reproduktive Klonen (welches zumindest in Deutschland derzeit einhellig abgelehnt wird), bei dem der neu entstandene Embryo durch Einpflanzung in eine Gebärmutter sich zu einem mit dem Spender der Körperzelle genetisch identischen Kind entwickeln soll.

Derzeit befindet sich die Forschung mit embryonalen Stammzellen (dort wo sie erlaubt ist) erst im Anfangsstadium. Was tatsächlich einmal therapeutisch möglich sein wird, steht in den Sternen. Das Klonschaf Dolly hat uns die Risiken und die unabschätzbaren Auswirkungen gezeigt. Fraglich ist auch, ob die Methode des therapeutischen Klonens zur Realisierung der Forschungsziele überhaupt notwendig ist. So hält eine Vielzahl von Forschern eine Forschung mit adulten Stammzellen, d. h. mit Stammzellen ausgewachsener Menschen, für ebenso geeignet und möglicherweise sogar für viel aussichtsreicher.

Nach heutiger Rechtslage ist therapeutisches Klonen allerdings eindeutig ausgeschlossen, weil zu befürchten ist, dass Embryonen zu anderen als Schwangerschaftszwecken hergestellt werden würden.

Das beschriebene Verfahren nimmt nicht nur die Vernichtung menschlicher Embryonen zu Forschungszwecken („verbrauchende Embryonenforschung"), sondern auch deren Erzeugung eigens zu diesem Zweck („Instrumentalisierung") in Kauf. Im Mittelpunkt der Diskussion steht die Frage, ob und in welchem Ausmaß hiermit mögliche Schutzansprüche des Embryos verletzt werden. Auch dafür ist erst einmal zu klären, ab wann menschliches Leben mit grundgesetzlichem Schutz beginnt. Bekanntlich ist dies juristisch umstritten. Auch unser höchstes Gericht hat diese Frage offen gelassen.

Zum jetzigen Zeitpunkt das therapeutische Klonen zuzulassen – wie von vielen Forschern gefordert – wäre ganz sicherlich ein übereilter Schritt. Deshalb hat auch der nationale Ethikrat die Entscheidung darüber ausgesetzt. Zunächst muss darüber diskutiert werden, ob die Gewinnung von embryonalen Stammzellen ethisch vertretbar ist. Selbst wenn sich der Anfang individuellen Lebens möglicherweise nicht strikt mit der Verschmelzung von Ei- und Samenzelle gleichsetzen ließe, gäbe es ethisch gewichtige Gründe für die Beibehaltung eines umfassenden Embryonenschutzes.

Ich sehe die Interessen vieler Menschen, die an bisher nicht heilbaren Krankheiten leiden und sich Heilung versprechen. Aber angesichts der vielen offenen Fragen besteht für die Gesellschaft und den Gesetzgeber kein Grund, sich in der Frage des therapeutischen Klonens moralisch unter Druck setzen zu lassen. Vielmehr sollten wir uns die Zeit nehmen, die vielen offenen Fragen zu diskutieren und uns dabei nicht so sehr von der Frage des juristisch Zulässigen oder medizinisch Machbaren, sondern von der Ehrfurcht vor dem Leben leiten lassen.

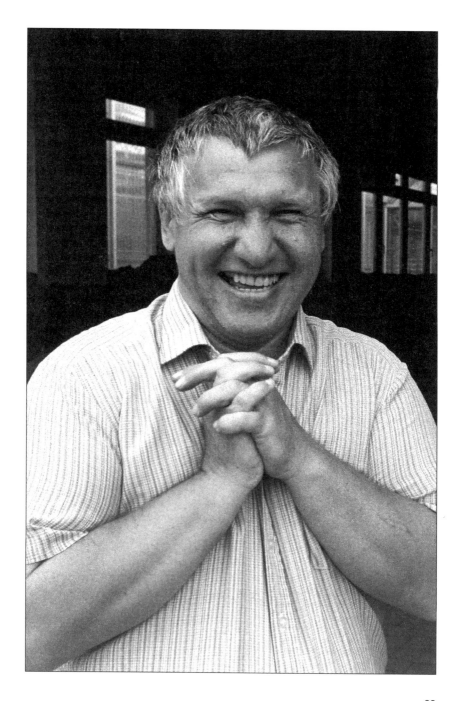

Brigitte Huber

Zwischen Selektion und Anerkennung
Wie „perfekt" muss der Mensch sein?

1. Von der Euthanasie zum grundgesetzlichen Benachteiligungsverbot 1994

Mit überwältigender Mehrheit wurde vor zehn Jahren, am 30. Juni 1994, Aufnahme des Satzes: „Niemand darf wegen seiner Behinderung benachteiligt werden" in das Grundgesetz (Art. 3 Abs. 3 Satz 2) beschlossen. Am 15. November 1994 trat die geänderte Verfassung in Kraft.

Die Gleichheit aller Menschen vor dem Gesetz galt selbstverständlich in bezug auf Geschlecht, Rasse, Sprache, Heimat, Herkunft, Glauben, religiöse und politische Abstammung. Dass auch körperliche, geistige oder seelische Verfasstheit des Menschen unter dem Gleichheitsgebot subsumiert ist, ist eine späte Einsicht der Gesellschaft der Bundesrepublik Deutschland. Wie kam es dazu?

Ähnlich wie der Umgang der Gesellschaft mit den alten Menschen als „Schutzhaft der Nächstenliebe"[1] an einem Defizitmodell orientiert war, wurden auch Menschen mit Behinderung oft genug als „Objekte" der Nächstenliebe gesehen. So war es ein langer und mühsamer Kampf der Menschen mit Behinderung und ihrer Interessenverbände, bis das Benachteiligungsverbot in die Verfassung aufgenommen wurde.

Die Emanzipationsbewegung behinderter Menschen begann nach dem Zweiten Weltkrieg als Kampf um bessere Rehabilitation und Eingliederung in die Gesellschaft. Es ist ein besonderes Verdienst der Elternvereinigung „Lebenshilfe", dass erstmals 1958 Eltern im Interesse ihrer behinderten Kinder aktiv wurden. Ende der 60er Jahre begannen die Betroffenen, sich in Jugendclubs zu organisieren. Die Interessenvertretung „Selbstbestimmt Leben e.V." hat schließlich maßgeblich an dem grundgesetzlichen Gleichbehandlungsgrundsatz gearbeitet. Kränkungen wie das Urteil des Landgerichts Frankfurt vom 25. Februar 1980, in dem festgestellt wird, dass die Anwesenheit von behinderten Menschen einen zur Verminderung des Reisepreises berechtigten Mangel darstellt (ca. 50 % des Reisepreises), haben dazu beigetragen.

In dem so genannten "Flensburger Urteil" hatte das Amtsgericht Flensburg im Jahr 1992 einem Ehepaar einen Schadenersatzanspruch wegen "entgangener Urlaubsfreude" zugesprochen, weil es vom verklagten Reiseveranstalter in einem Hotel untergebracht worden war, in dem auch geistig behinderte Menschen ihren Urlaub verbrachten. Der Richter hatte dazu festgestellt: "Der unausweichliche Anblick der Behinderten auf engem Raum bei jeder Mahlzeit verursache Ekel" und sei dem Ehepaar deshalb nicht zuzumuten.

Noch 1980 gab es ein „gut gemeintes" Verkehrschild im Bodenseekreis „Behinderte queren".[2]

Es war auch die „Krüppel-Bewegung", die an der Verfassungsänderung wesentlich mitgearbeitet hat, sei es durch Demonstrationen im Rollstuhl, sei es durch Theater-Sketche oder bissiges Kabarett. Als Beispiel sei das 1982 gegründete Münchner Crüppel Cabaret von Werner Geifrig genannt. Peter Radtke, Schriftsteller, Schauspieler und Leiter der AG Behinderte in den Medien, war Mitbegründer. (Heute ist er Mitglied im Nationalen Ethikrat).

Latente Feindseligkeit gegen und Ausgrenzung von Menschen mit Behinderung durchzieht die gesamte Menschheitsgeschichte, von der Antike bis in die Gegenwart. Der Tiefpunkt der Missachtung der Würde, der Freiheit und des Lebens von Menschen mit Behinderungen wurde in der Zeit des Nationalsozialismus erreicht. Vordenker für diese Verbrechen waren der Jurist Karl Binding und der Mediziner Hoche mit ihrer Schrift „Die Freigabe der Vernichtung lebensunwerten Lebens. Ihr Maß und ihre Form" von 1920.[3]

2. Verfassungsanspruch und Wirklichkeit
für Menschen mit Behinderung

Wir blicken also zurück auf 10 Jahre Gleichbehandlungsgrundsatz laut Verfassung. Doch wie sieht die Wirklichkeit heute aus? Es fehlt bis heute ein zivilrechtliches Antidiskriminierungsgesetz, das die Betroffenen vor den alltäglichen Diskriminierungen in Restaurants, Kinos, auf Reisen oder beim Abschluss von Versicherungen oder Verträgen schützt. Ein gravierendes Vorkommnis nach 1994 möchte ich erwähnen:

Das Urteil des Oberlandesgerichts Köln vom 13. November 1997 untersagt einer Außenwohngruppe des Landschaftsverbandes Rheinland im Kreis Düren die freie Nutzung ihres Gartens. Die Bewohner dürfen sich an Sonn- und Feiertagen nur noch bis 12.30 h, mittwochs und samstags bis 15.30 h und an den übrigen Werktagen ab 18.30 h in ihrem Garten unterhalten. Ein Musiklehrer aus der Nachbarschaft klagte erfolgreich wegen der „Lärmbelästigung", die er durch Tonbandaufnahmen vor Gericht beweisen konnte. Diese fielen laut Urteilsbegründung nicht unter das für Aufnahmen sprachlicher Art gültige Beweisverwertungsverbot, da sie „ausschließlich nichtverbale Laute" enthalten, „die jedenfalls für Außenstehende keinen Informationsgehalt haben und auch nicht mit einer bestimmten Person als Urheber in Verbindung gebracht werden können" und deshalb „die Heimbewohner nicht in ihrem Selbstbestimmungsrecht verletzen" können. Der Kläger bekam vom Gericht zugestanden, dass er „diese Lauteinwirkungen" nicht „in der schrankenlosen Form" dulden müsse, da sie „die Nutzung seines Grundstücks so sehr beeinträchtigen, dass sie unzumutbar sind". Es ging „weniger um die Dauer und die Lautstärke als vielmehr um die Art der Geräusche, denen der Kläger ausgesetzt ist", da bei den Lauten, die die geistig schwerbehinderten Heimbewohner „von sich geben" der „Lästigkeitsfaktor besonders hoch" sei.

Die doppelte Ausgrenzung von Menschen mit Behinderung – einerseits eingeschränkte Nutzung des eigenen Gartens, andererseits die Tatsache, dass heimliche Tonbandaufnahmen des Nachbarn nicht unter das Beweisverwertungsverbot fallen – beschreibt ein Kommentar von Heribert Prantl von der SZ vom 10.1.98 wie folgt: „Bei lärmenden Rasenmähern sind Nachbarn und Gerichte großzügiger als beim ‚Lallen, unartikulierten Schreien und Stöhnen' von behinderten Menschen. Menschen, die den Ansprüchen der Leistungsgesellschaft nicht genügen, werden per Gericht von dem Terrain ferngehalten, auf dem Leistungsträger arbeiten, leben und sich erholen. Solche Gedanken führen hin zu den Züchtungsphantasien vom leid- und defektfreien Menschen".

Der Landesverband legte Beschwerde beim Bundesverfassungsgericht ein wegen Verletzung der Menschenwürde, Verletzung der Rechte auf Freiheit und freie Entfaltung der Persönlichkeit sowie gegen das Benachteiligungsverbot Art. 3 Abs. 3 S.2 GG. Die Verfassungsbeschwerde wurde abgelehnt, weil die Beklagten es bei dem Verfahren vor dem OLG Köln versäumt hätten, rechtzeitig Einfluss auf die Entscheidung zu nehmen, um ein derartiges Urteil zu verhindern. Ein formales Versäumnis, für das Menschen mit Sprachbehinderung bestraft werden. – Wie perfekt müssen Nachbarn eines sensiblen Musiklehrers sein, damit sie ihn nicht stören?

Der sprachbehinderte Autor Jürgen Knop schrieb als Reaktion auf das „Kölner Urteil":[4]

„Sprachbehindert zu sein heißt, ständig einen Kampf gegen die gelähmte Zunge führen zu müssen, die wie ein Wächter darauf achtet, dass möglichst wenige gutverständliche Worte aus meinem Mund gelangen. Mancherlei Diskriminierungen bin ich auf Grund der Sprachbehinderung ausgesetzt – angefangen von dem Bedienungspersonal in den Geschäften. Nur selten geschieht es, dass ich nach meinen Wünschen gefragt werde. Man erkundigt sich bei meinem Begleiter, was ich haben möchte, mich beachten sie kaum, obwohl der Begleiter ihnen immer wieder zu verstehen gibt, dass ich die Waren kaufen möchte. Auch komme ich mir auf Feiern inmitten vieler Menschen einsam vor. Ich spüre, wie lästig es viele von ihnen empfinden, sich mit mir in der lauten Geräuschkulisse, wie sie nun mal auf Festen herrscht, zu unterhalten. Werde ich dann doch mal in eine Unterhaltung einbezogen, so spüre ich das Mitleid, das in solchem Bemühen liegt. Es wird um Ruhe gebeten, man schaut mich an und wartet darauf, was ich wohl zu sagen hätte. Wie befreiend ist es dagegen für mich, wenn ich Menschen finde,

die Geduld und Zeit haben, sich mit mir zu unterhalten. Es macht mich froh, verstanden zu werden. Wer könnte es mir verdenken, dass ich nicht darauf achte, ob meine Stimme angenehm klingt oder ein ungeübter Zuhörer meint, ich gäbe unartikulierte, wirre Laute von mir? Auch mir wird öfters gesagt, ich solle nicht so laut sprechen oder gar mit der Zunge schnalzen. Doch was soll ich auf solche Ermahnungen antworten? Ist es nicht viel wichtiger, die Mauern des Nicht-verstanden-werdens zu überwinden und Gespräche führen zu können? Ich – und ich meine damit die meisten Sprachbehinderten –, wir haben uns mit einem So-sprechen-Müssen abgefunden und wollen auch damit akzeptiert werden. ..."*

Wenn wir das Lebensgefühl von Menschen mit Behinderung beschreiben wollen, dann wird deutlich, dass wir von Individuen sprechen, die in ihrer Einmaligkeit und Unverwechselbarkeit gesehen und in ihrem Sosein akzeptiert werden wollen.

Viele Menschen mit Behinderung haben ein beinahe heiteres und unbeschwertes Lebensgefühl, das sich spontan in herzlicher Zuneigung und vorbehaltloser Begegnung mit Menschen äußern kann. Sie öffnen Türen und Herzen. Aus diesem Gefühl der Heiterkeit ist wohl folgendes Gedicht entstanden, das ich der Zeitschrift „Ohrenkuss" entnommen habe:[5]

Liebe ist wie Flötenmusik.
Liebe ist wie eine Sonnenblume.
Liebe ist wie ein Kuschelbär.
Liebe ist wie ein Hüpftanz.
Liebe ist wie eine Trommel.
Liebe ist wie die Farbe grün.
Liebe ist wie die Sterne und der Mond.
Liebe ist wie Regenwetter.

Menschen mit Behinderung entsprechen nicht den „Normvorstellungen" unserer Leistungsgesellschaft. Deshalb ist ihr Selbstwertgefühl häufig von Minderwertigkeitsgefühlen geprägt, die wir, die Mehrheit, ihnen tröpfchenweise vermittelt haben, manchmal in homöopathischen Dosen. Ihre innere und äußere Lebenssituation ist häufig von Angst geprägt, insbesondere wenn eine Mehrfachbehinderung vorliegt. Ihr Selbstbild lässt sich in etwa so umschreiben:
Ich bin anders als die meisten (hässlicher, dümmer, langsamer, unbeholfener); ich habe Angst, aufzufallen; ich erlebe Befremden, Spott, Ablehnung, wecke bei anderen Angstgefühle; ich werde angegafft; ich traue mir nichts zu, zweifle an mir, lehne mich selber ab; ich kann mich

nicht selbst versorgen, bin völlig auf Zuwendung und Hilfe angewiesen; ich erfahre mich als isolierten, diskriminierten Außenseiter, bin nichts wert; ich kann nichts alleine entscheiden.

So ist es nicht verwunderlich, dass sie seit ihrer Kindheit gelernt haben, dass andere Menschen alle wichtigen Entscheidungen für sie treffen. Das Selbstbestimmungsrecht wird Menschen mit geistiger oder Lernbehinderung vorenthalten. Das negative Selbstwertgefühl wird zusätzlich gesellschaftlich verstärkt durch die bioethische (oder besser: biopolitische) Diskussion, in der wir heute wieder – nolens volens – Menschen in „lebenswert" und „nicht lebenswert" einteilen.

Dieses negative Selbstbild stellt eine sekundäre Behinderung dar und verursacht oft eine zusätzliche schwere Kränkung. Die ursprüngliche Behinderung allein ist meist handhabbar; mit ihr lernt der/die Betroffene zu leben. Der sekundären Behinderung ist er/sie wehrlos ausgeliefert. Vor einigen Jahren hatte eine Fernseh-Moderatorin Menschen mit Behinderung als „hoffnungslos hässliche Menschen" und „menschliche Naturkatastrophen" bezeichnet. Muss man da als Mensch mit Behinderung nicht ganz klein und still werden? Es gibt Verzweifelte unter ihnen. Sie können ihr Leben nicht annehmen, weil sie von ihrer Umwelt nicht angenommen werden.

Zu all dem kommt heute noch der Spardruck der öffentlichen Kostenträger, der Menschen mit Behinderung mitunter besonders hart trifft. Können wir es uns nicht mehr leisten, einen geringen finanziellen Ausgleich für die Benachteiligung zu zahlen? Ist das ein Luxus?

Vielleicht sind Rationierungen und Rationalisierungen im Gesundheits- und Pflegewesen notwendig. Wir müssen aber sehr darauf achten, dass die ethischen Prinzipien, über die weitgehender Konsens besteht, nicht außer Acht gelassen werden, nämlich das Nichtschadensgebot und das Prinzip der Gerechtigkeit.

Vor allem müssen wir dagegen eintreten, dass die Solidargemeinschaft der Versicherten eines Tages erklärt, es sei verantwortungslos, einen (schwer) behinderten Embryo oder Fötus oder gar einen schwerstmehrfach behinderten Neugeborenen nicht zu töten.

3. Was ist „normal"?

Fredi Saal, nur durch Zufall der NS-Euthanasie entkommen, schreibt unter der Überschrift „Behinderung = Selbstgelebte Normalität. Überlegungen eines Betroffenen: [6]

„Nein, nicht der Behinderte erlebt sich wegen seiner Behinderung als unnormal – er wird von anderen als unnormal erlebt, weil ein ganzer Ausschnitt menschlichen Lebens ausgesondert wird. ... Man sieht in den anderen das Leid geradezu hinein – und meidet deshalb seine Gegenwart."

Damit macht Fredi Saal deutlich, dass es ein gesellschaftlicher Trugschluss ist, dass es „das Normale" gäbe. Menschliches Leben ist stets gebrochene, unvollkommene Existenz. Leid, Krankheit, Behinderung und auch Sterben sind Bestandteile unseres Lebens. Die unvollendet belassenen Skulpturen Michelangelos sind ein Symbol dafür. Ein Teilnehmer aus einer Theatergruppe sprach diese Einsicht ziemlich direkt aus: *„Natürlich bin ich behindert! Aber das ist doch normal!"*

Ist es vielleicht eine Perversion unseres Demokratieverständnisses, dass wir – die Mehrheit – bestimmen, was als normal zu gelten hat? Es ist schwer, gegen die Macht des Normativen anzukämpfen. Ich wünschte mir, dass wir mehr von der „Normalität" von Menschen mit Behinderung lernen und uns ein wenig deren „Normen" aneignen könnten, um unsere eigenen Behinderungen, die wir im allgemeinen sehr gut hinter unserer Maske verstecken, zu erkennen und zu therapieren.

Die moderne Industriegesellschaft ist auf Produktion und Konsum angewiesen, sonst bricht sie zusammen. Schwere Einbrüche in das Modell der Sozialen Marktwirtschaft erleben wir seit einigen Jahren. Die Ursachen dieser Krise sind sicher nicht nur finanzieller Natur. Es ist wohl auch ein Kennzeichen unserer Industriegesellschaft, dass wir nicht nur Arbeitsprozesse normieren und rationalisieren, sondern diese Haltung auch auf Menschen übertragen. Wer nicht die Fähigkeit hat, zum Mainstream zu gehören, der wird an den Rand gedrängt. Dazu gehören Menschen mit Behinderung, chronisch kranke, psychisch kranke, alte Menschen, auch Sterbende. In der NS-Diktatur wurden sie als Ballast-Existenzen ausgesondert aus der Gemeinschaft.

Der Professor für Entwicklungspsychologie und Direktor des Staatsinstitut für Frühpädagogik in München, Wassilios Fthenakis[7], hat kürzlich dargestellt, dass Ehen bzw. Partnerschaften heute nicht mehr kindorientiert sind wie noch nach dem Zweiten Weltkrieg, sondern partnerorientiert. Kinder mögen zwar vorkommen als Ergänzung und Stabilisierung von Partnerschaft. Heute stellen Kinder für die Eltern einen psychologischen Wert dar. Sie erfüllen die Funktion der Sinnstiftung. Dazu braucht man weniger Kinder. Im Durchschnitt haben die Paare heute nur noch 1,37 Kinder.

Daraus lässt sich schließen, was es heute bedeutet, ein Kind mit Behinderung zu bekommen. Ein Kind mit Behinderung ist wenig geeignet, als Ergänzung und Stabilisierung der Partnerschaft zu dienen, geschweige denn erfüllt es die Funktion der Sinnstiftung. Im Gegenteil: Ein behindertes Kind gefährdet die Stabilität der Partnerschaft; die Belastung scheint zu groß zu sein.

Der Kinderwunsch wird länger hinausgezögert als früher. Elternschaft beginnt im Durchschnitt mit 30 Jahren. Bis dahin hat man das Leben genossen, hat beruflich einiges geleistet, jetzt öffnet sich das kurze Zeitfenster für ein Kind. Ist es behindert, bricht oft eine Welt zusammen, die Partnerbeziehung ist auf eine harte Probe gestellt. Hinzu kommt, dass unsere Leistungsgesellschaft auf Perfektion bedacht ist. Eigene unerfüllte Sehnsüchte und Hoffnungen lassen sich kaum auf ein behindertes Kind übertragen.

Es geht mir hier nicht um die hohen Erwartungen an die Kinder, auch nicht um den Leistungsdruck in Schule und Elternhaus, damit einmal tüchtige, möglichst perfekte Erwachsene aus ihnen werden. Ich möchte ein Thema aufgreifen, das meist an den Rand gedrängt wird. Psychologie und Pädagogik haben immer häufiger mit Kindern und Jugendlichen zu tun, die unter starken Konzentrationsstörungen leiden und deshalb in der Schule nicht stillsitzen können: das „Aufmerksamkeitsdefizit-/Hyperaktivitätssyndrom" – ADHD, in Deutschland ADS genannt. Bis heute ist nicht geklärt, ob es sich um eine neurologische Erkrankung oder um ein Kulturphänomen handelt.[8] Diese „Störung" wird immer häufiger mit Neuropharmaka, wie z.B. Ritalin, „behandelt" (Neben- und Spätwirkungen sind noch zu wenig bekannt), damit das Kind bzw. der Jugendliche wieder „normgemäßes" Verhalten zeigt. Besorgte Eltern wollen ja auch nicht, dass ihr Kind durch das Raster der Leistungs- und Wissensgesellschaft fällt. – Erziehung durch Züchtung?

4. Gesellschaftliche Veränderungen
Seit dem Ende der 60er Jahre des letzten Jahrhunderts hat sich ein bedeutsamer gesellschaftlicher Wandel in den westlichen Industrieländern vollzogen. Neben einem zunehmenden gesellschaftlichen Zwang zur Gesundheit und weitgreifender Säkularisierung beobachten wir verstärkt die Berufung auf unser individuelles Selbstbestimmungsrecht und auf „Selbstverwirklichung". Befriedigung individueller Bedürfnisse und das Streben nach Glück oder „Spaß" haben den höchsten Rang in unseren Wertvorstellungen. Für das amerikanische Volk ist „persuit of happiness" sogar verfassungsrechtlich garantiert.

Die Auswirkungen dieser gesellschaftlichen Veränderungen sind enorm. Wir beobachten einen Verlust an Orientierung und eine Auflösung allgemein verbindlicher Normen und Werte. Das Recht auf Selbstbestimmung – ursprünglich ein Schutzrecht des einzelnen gegenüber staatlichen Eingriffen – ist zu einem Anspruchsrecht geworden. Es wird verstanden als ein „Recht auf" Alleinverantwortung; der einzelne ist nur noch sich selbst rechenschaftspflichtig, nicht mehr einem umgreifenden, transzendenten Ganzen.

Auch der Begriff des Individuums hat sich gewandelt. Als Individuum verstehen wir heute nicht mehr so sehr den einzelnen, lebensgeschichtlich einmaligen, unverwechselbaren Menschen mit seinem unantastbaren Lebensrecht, sondern eher den Einzelmenschen, der nur sich selbst verantwortlich und von allen Bindungen frei ist. Das Individuum hat nur noch sich selbst als Bezugs- und Anhaltspunkt seiner Lebensorientierung. Ich denke, wir sollten mehr von Selbstverantwortung sprechen als von Selbstbestimmung.

Wo es keine allgemein verbindlichen Normen und Werte mehr gibt, ist das Menschenbild beliebig und alle anderen Werte ebenso. Der Schutz des Schwachen ist bedroht. Das jüdisch-christliche Menschenbild wird nicht mehr als allgemein verbindlich akzeptiert. Die neutestamentliche Aufforderung „Einer trage des andern Last" ist uns lästig geworden. Da die Existenz Gottes in unserem rationalistisch-naturwissenschaftlich geprägten Denken zunehmend strittig geworden ist, wird auch die „schlechthinnige Abhängigkeit" des Menschen von einer transzendenten Autorität geleugnet. Dass jeder Mensch ein Ebenbild Gottes – ein „Gedanke Gottes" (Hildegard von Bingen) – ist und dass jedem Menschen von Gott seine Würde zugesprochen wird, das lässt sich eben nicht empirisch beweisen. Für den Theologen Paul Tillich ist jeder Mensch ein „Autogramm" Gottes. Der polnische Satiriker Stanislaw Jerzy Lec hat die Differenz der Menschen so ausgedrückt: „Die Fingerabdrücke Gottes sind nicht immer identisch".

5. Selektion

Von James Watson, dem ehemaligen Leiter des Humangenomprojekts, stammt der Satz: „Wir haben immer geglaubt, unser Schicksal stehe in den Sternen. Jetzt wissen wir, dass es größtenteils in den Genen liegt."[9] Aufgrund der rasanten Erweiterung unseres Wissens um das menschliche Genom ist einerseits die Utopie verstärkt worden, wir könnten uns durch genetische Selektion allmählich dem Ziel nähern, ein Leben mit weniger Leid und Behinderungen und ohne schwere Erkrankungen zu gewinnen; andererseits ist die Horrorvision entstanden, in Zukunft könnten zwei biologisch getrennte Klassen von Menschen geschaffen werden: Hier die Gen-Reichen, die gentechnisch optimierte Bevölkerungsschicht (10 %), dort die genetisch naturbelassenen Menschen. Lee Silver hat diese Anti-Utopie in seinem 1997 erschienenen Buch „Remaking Eden. Cloning and Beyond in a Brave New World" (deutsch: „Das geklonte Paradies", 1998) skizziert. Wie jede Karikatur hat auch diese Anti-Utopie einen gewissen Wahrheitskern. Allein im täglichen Umgang wird differenziert und ausgesondert. Was machbar ist, wird auch gemacht. Wenn Fortpflanzung planbar ist, dann möchten wir sie auch planen und gestalten.

Über die verschiedenen Arten der Selektion durch pränatale Diagnostik (PND) oder Präimplantationsdiagnostik (PID) wurde schon viel diskutiert. Die Befürworter dieser Techniken vermeiden dabei den Ausdruck „Selektion". Man spricht lieber von Gestaltungsmöglichkeiten und vom Recht auf Selbstbestimmung und geplante Elternschaft. Mit Hilfe der PND können wir u.U. verhindern, dass ein Kind mit Behinderung zur Welt kommt, wenn das Leben mit einem behinderten Kind für die Mutter eine Zumutung ist. Mit der medizinischen Indikation für die Mutter haben wir die frühere embryopathische Indikation für einen Schwangerschaftsabbruch elegant umgangen. An der gesellschaftlichen Einstellung gegenüber Menschen mit Behinderung wird sich wohl nichts verändert haben.

Als ich einmal die Praxis der Selektion durch PND in einer Runde von Angehörigen behinderter Menschen erwähnte, meldete sich eine empörte Mutter einer etwa 30-jährigen Tochter mit schwerster Behinderung zu Wort: „Glauben Sie mir, wenn ich früher die Möglichkeit der PND gehabt hätte, dann gäbe es dieses Stück heute nicht!" Die Tochter saß daneben. Mir wurde bald klar, warum diese Mutter so verächtlich und verzweifelt zugleich von ihrer Tochter gesprochen hatte. Sie fühlte sich allein gelassen, war überfordert und darüber irgendwie zusammengebrochen. Statt entrüstet zu fragen, wie eine Mutter derart über ihre behinderte Tochter sprechen kann, muss sich unsere Gesellschaft fragen lassen, wie sie es fertig bringt, solche Familien allein zu lassen. Ich will gar nicht von Nächstenliebe sprechen, aber von etwas mehr Solidarität und Verantwortung für unsere Mitmenschen. Wo bleibt die Unterstützung und Entlastung in der Nachbarschaft, durch Freunde und Verwandte?

Ich denke, solange sich an den nicht eingestandenen Selektionsgedanken gegenüber behinderten Menschen nichts ändert, solange wir unseren Fokus nur auf ihre vermeintlichen Defizite richten, solange wir vorwiegend das Abstoßende und Hässliche in ihnen sehen, so lange wird man den einzelnen Paaren, die sich gegen ein behindertes Kind entscheiden und den vermeintlich behinderten Fötus abtreiben, sprich: töten lassen wollen, keinen Vorwurf machen können. Im Gegensatz zur Rassenideologie der NS-Zeit findet heute keine „von oben" angeordnete Selektion bzw. Eugenik statt, sondern eine private Eugenik, eine Eugenik „von unten" (so Dietmar Mieth).

Die Psychologin Susanne Ehrlich[10] hält den Kritikern der PND aus dem Bereich der Behindertenhilfe vor, sie verdrängten die eigene Ablehnung gegenüber behinderten Menschen und projizierten diese auf eine behindertenfeindliche Gesellschaft. Damit machten sie sich zu unentbehrlichen Helfern. Projektion sei auch der Versuch, eine Kontinuität zwischen der nationalsozialistischen Eugenik und der modernen Humangenetik herzustellen. Der Vergleich dieser beiden Selektionsmethoden sei eine brauchbare Projektionsfläche für verdrängte aggressive Regungen gegenüber dem Schwachen, Behinderten und Unerträglichem. Der Massenmord an kranken und behinderten Menschen sei nur aufzuarbeiten, wenn begriffen würde, dass das Unmenschliche und Grausame im Menschen angelegt sei.

Ich meine, wir sollten selbstkritisch darüber nachdenken. Hat Susanne Ehrlich damit ein Tabu gebrochen? Wir werden nicht müde zu behaupten, dass Behinderung, auch schwerste Behinderung, zum Leben gehört. Aber können wir sie wirklich ohne Trauergefühle annehmen? Ein Vater eines behinderten Sohnes äußerte einmal in einer Gesprächsrunde, in der wir „Nichtbehinderte" aufzählten, wieviel Freude wir in unseren Begegnungen mit Menschen mit Behinderung empfinden: „... und trotzdem wünschte ich, mein Sohn wäre anders."

So schwanken wir zwischen Selektion und Anerkennung von Menschen mit Behinderung. Unsere Alltagssprache offenbart verdrängte, uneingestandene Selektionsgedanken, nicht nur unter Schülern im Pausenhof.

Die Methoden der PND werden immer mehr verfeinert. Seit einiger Zeit bieten Mediziner ein Frühscreening an, um die heftig kritisierten Spätabtreibungen zu vermeiden. Im ersten Schwangerschaftstrimester kann man gezielt nach Trisomie 21 fahnden. Es handelt sich um eine „individuelle Gesundheitsleistung", die privat zu finanzieren ist. In Wahrheit werden hier die Abtreibungen lediglich vorverlegt.

In einer Gesprächsrunde mit Menschen mit Behinderung habe ich versucht, in einfacher Sprache die komplexen Themen der PND und PID darzustellen. Hier die spontanen Antworten der Teilnehmer:
Frau S., eine tief religiöse Frau: *„Das ist Gotteslästerung"*. Und sie fuhr fort, indem sie aus ihrer Lebensgeschichte erzählt: *„Ich bin auch geistig behindert, und trotzdem fühle ich mich wohl. Deshalb war ich in der Klenze-Schule, und da ham sie mich für geistig behindert erklärt, aber das sieht man mir nicht an, und ich kann mehr als andere. Aus mir kann man viel herausholen. Nachdem ich mir beim Spaghetti-Kochen Verbrennungen geholt habe, erhalte ich besondere Förderung."*
Herr M.: *„Gott liebt alle Menschen, auch die Behinderten. Gott wollte die Behinderten schützen."*
Herr T., der eine starke Lernbehinderung hat und selten spricht, sagte mir: *„Ich freu mich auch über mein Leben!"*
Einige Kommentare von ADS-Schülern einer 6. Klasse:
„Wie die Nazis wollen wir uns Gott gleichstellen"; *„Wir wollen es bequem haben. Was uns nervt, wird zertreten wie die Nacktschnecken"*; *„Wir wollen die Gesetze der Natur durchbrechen und vernichten uns selbst dadurch"*; *„Genauso wie der Tiger nicht einfach fliegen kann, können wir Menschen nicht alles tun"*; *„Abtreibung macht einen Arzt zum Henker"*; *„Behindert? – na und?"*

Wir leben in einer Spaß-Gesellschaft. Um möglichst viel Spaß zu erleben, versucht die Gesellschaft Störfaktoren auszuschalten. Dazu gehören Krankheiten, Leid, auch der Tod. Geradezu verbissen kämpfen wir um den Erhalt unserer Konsumwelt, scheuen dabei auch keinen Krieg. Erich Fried hat mit seinem Text „Maßnahmen" empfohlen, wie wir unerwünschte Eigenschaften ausmerzen können:

Die Faulen werden geschlachtet,
die Welt wird fleißig.
Die Hässlichen werden geschlachtet,
die Welt wird schön.
Die Narren werden geschlachtet,
die Welt wird weise.
Die Kranken werden geschlachtet,
die Welt wird gesund.
Die Traurigen werden geschlachtet,
die Welt wird lustig.
Die Alten werden geschlachtet,
die Welt wird jung.
Die Feinde werden geschlachtet,
die Welt wird freundlich.
Die Bösen werden geschlachtet,
die Welt wird gut.

6. Anerkennung des Rechts auf Anderssein

Es wäre einseitig, würden wir nur von Diskriminierung sprechen. Im Zuge der Europäisierung und Globalisierung ist in der Allgemeinbevölkerung in den letzten 10 bis 20 Jahren das Bewusstsein gewachsen, dass Menschen mit Behinderung dazugehören und ein Recht auf Anerkennung und Teilhabe an der Gesellschaft haben. Ähnlich wie in der Bioethik setzen sich auch im nichtmedizinischen Bereich die ethische Prinzipien durch, die als „Georgetown-Mantra"[11] bezeichnet werden, nämlich
1. Respekt vor der Selbstbestimmung (autonomy)
2. Nicht-Schaden (nonmaleficence, primum nil nocere)
3. Wohlwollen (beneficence, bonum facere, Hilfsgebot)
4. Gerechtigkeit (justice).

Im 19. und bis Ende des 20. Jahrhundert lautete die Gesinnung in der Diakonie:
„Was will ich? Dienen will ich. Wem will ich dienen? Dem Herrn in seinen Elenden und Armen. Und was ist mein Lohn? Mein Lohn ist, dass ich das darf."

Heute haben Diakonie und Caritas die Zeichen der Zeit aufgenommen und erkannt, dass ihr defizitorientertes Modell Menschen entmündigt und zu Objekten degradiert hat. Aus der Stigmatisierung von Menschen mit Behinderung – die „Elenden und Armen", „das arme Geschöpf", „geschädigte Schöpfung" – wurde ein Satz geprägt, der mittlerweile Programm geworden ist: „Es ist normal, verschieden zu sein". Aber schon vor jenem berühmten Satz von Altbundespräsident Richard von Weizsäcker wurde der Begriff Community Care um 1960 in Großbritannien geprägt. Er beinhaltet, dass Menschen mit Behinderung in die Lage versetzt werden sollen, möglichst in ihren eigenen Wohnungen mitten in ganz normalen Wohnsiedlungen zu bleiben. Informelle Netzwerke aus Familie, Freunden, Nachbarn, neben individueller Assistenz, sollen der Autonomie von Menschen dienen, die in ihrer eigenen Selbstwahrnehmung der Hilfe bedürfen. Die Arbeitsplätze haben ihren Möglichkeiten zu entsprechen.

Community Care will Menschen aus der Unmündigkeit befreien und in ihrer Selbstbestimmung fördern. Das kann allerdings bedeuten, dass sie auch ein Recht auf Verwahrlosung beanspruchen. Dürfen wir das zulassen? Ich denke, mit dem Modell der Community Care sind wir nicht aus der Verantwortung entlassen. Wir haben auch eine Fürsorge- und Beratungspflicht für die Menschen, die überhaupt nicht oder nur stark eingeschränkt für sich selbst sorgen können. Wir sollten so etwas wie „selbstbestimmte Fremdbestimmung" anregen, d.h. Verantwortung und Fürsorge mit ihrem Einverständnis für sie übernehmen, ohne sie zu manipulieren und immer in Achtung vor ihrer Würde und Autonomie als Person und Geschöpf Gottes.

Es gibt viele gelungene Beispiele für neue Formen der Assistenz im Sinne von Community Care. Die Evangelische Stiftung Hephata in Mönchengladbach weist mit Recht auf die Tatsache hin, „dass die Konzentration von Menschen mit Behinderung in Anstalten eine wichtige Voraussetzung für die massenhafte Ermordung dieser Menschen war, die man als ‚lebensunwert' ansah. "

Nicht ganz so revolutionär sind Neugründungen diakonischer Einrichtungen in den 70er Jahren des letzten Jahrhunderts, die ohne die schuldhaften Verstrickungen aus der NS-Zeit dezentrale Wohngemeinschaften, Werkstätten und differenzierte, offene Hilfesysteme aufbauen konnten. Ökonomischer Sachverstand und diakonisches Engagement sorgen heute dafür, dass nicht „Orte der Barmherzigkeit", sondern Rehabilitationszentren entstanden sind, nicht Schon- und Schutzräume für Menschen mit Behinderung, sondern Freiräume und Entfaltungsräume sowie Förderzentren.

People First ist eine Bewegung, die in den 60er/70er Jahren zuerst in Schweden, den USA und Großbritannien im Rahmen der Auflösung von „Anstalten" entstanden und seit einigen Jahren auch in Deutschland vertreten ist. Ihr gemeinsames Mantra lautet: „Together we are stronger". Der Name „People First" will andeuten, dass sich ihre Mitglieder primär als Men-schen verstehen mit Rechten, die sie einfordern können. Ihre Bewegung basiert auf Selbstbestimmung, Selbstvertretung (self-advocacy) und vor allem dem Bewusstsein der eigenen Ressourcen. In ihren regelmäßigen Treffen stärken sie sich gegenseitig, bauen Ängste und Minderwertigkeitsgefühle ab und bekämpfen diskriminierende Bezeichnungen wie „geistige Behinderung" o.ä. Sie sagen: „Wir sind Menschen mit Lernschwierigkeiten".

Selbsthilfegruppen wie People First oder Inclusion Europe haben wichtige Impulse zur Abfassung von Texten in einfacher Sprache gegeben. Es gibt mittlerweile eine EU-Richtlinie zur Abfassung von Texten mit dem Titel „Sag es einfach". People First zeigt bei Veranstaltungen eine „rote Karte", wenn der Vortragende in komplizierter Sprache spricht. Das britische Gesundheitsministerium hat kürzlich den Gesetzentwurf der „Mental Health Bill" in einfacher Sprache herausgegeben!
Eine bebilderte „Patientenverfügung" für Menschen mit Lernbehinderung in einfacher Sprache ist durch das Heilpädagogische Centrum Augustinum in München in Vorbereitung.

Es gibt überzeugende Modelle gemeinsamen Lebens von Menschen mit und ohne Behinderung. Da gibt es z.B. die Integrations-Wohngruppe, in der Studenten statt der Miete Assistenzdienste für die behinderten Mitbewohner leisten – eine seit 15 Jahren eine gut funktionierende fröhliche Wohngemeinschaft des Vereins „Gemeinsam Leben Lernen".
Andere Partnerschaften werden von Schulen gestaltet. Vielerorts gibt es mittlerweile Integrationsklassen, wenn sie auch in manchen Regionen immer noch eine Seltenheit sind.

Das Heilpädagogische Centrum Augustinum in München führt seit über 20 Jahren als Modelleinrichtung eine Tagesbildungsstätte für erwachsene Menschen mit geistiger Behinderung. In einem Jahreslehrgang werden sie von der Arbeit in den Werkstätten freigestellt und erhalten die Chance zum erwachsenengerechten Lernen, neben Dingen des täglichen Lebens z.B. das Erstellen einer Zeitung, Theaterspiel, selbständiges Wohnen usw. Durch eine Partnerschaft mit dem Lehrstuhl für Sonderpädagogik an der Münchner Universität ist es möglich geworden, heuer zum zweiten Mal Wochenend-Seminare für Menschen mit geistiger Behinderung mit Dozenten aus Wissenschaft, Industrie, Politik und Gesellschaft an der Universität anzubieten.
Bestärkt durch die Bildungsarbeit können Menschen mit Lernschwierigkeiten auch mal etwas ganz Neues ausprobieren, u.a. auf dem Gebiet des Journalismus. Im Sommer diesen Jahres konnten Menschen aus dieser Tagesbildungsstätte und der Bewegung People First z.B. Besuche und Interviews bei führenden Politikern durchführen. Das Magazin der Süddeutschen Zeitung berichtete darüber. Nun schwebt allerdings das Damoklesschwert der Kürzung um 50% über diesem in Deutschland einmaligen Erwachsenenbildungsprojekt.

7. Die Ethik der Ehrfurcht vor dem Leben
Mit seinem Aufsatz „Die Ethik der Ehrfurcht vor dem Leben" von 1923 gilt Albert Schweitzer als einer der Vordenker der modernen Bioethik. Er hat den Begriff Leben in einem umfassenden Sinne verwendet: Mensch, Tier, Pflanze, Baum, die gesamte Schöpfung ist „Leben". Die Ehrfurcht vor dem Leben gilt ihm als Grundprinzip des Sittlichen. „Ethik ist Ehrfurcht vor dem Willen zum Leben in mir und außer mir." „Ich bin Leben, das leben will, inmitten von Leben, das leben will." Und: „Wie die sich durch die Wasser wühlende Schraube das Schiff, so treibt die Ehrfurcht vor dem Leben den Menschen an."

Für den heutigen Zeitgeist erscheint seine leidenschaftliche Ehrfurcht vor allem Lebendigen als übertrieben, mit zu viel Pathos aufgeladen, als fundamentalistisch. Ich denke aber, dass uns Schweitzers Verständnis von Ethik als Ehrfurcht vor dem Leben eine gute Orientierung sein kann bei den durch die moderne Medizin entstandenen schwierigen Entscheidungen am Beginn und am Ende des menschlichen Lebens. Er schreibt: „Wahrhaft ethisch ist der Mensch nur, wenn er der Nötigung gehorcht, allem Leben, dem er beistehen kann, zu helfen, und sich scheut, irgendetwas Lebendigem Schaden zu tun. Er fragt nicht, inwiefern dieses oder jenes Leben als wertvoll Anteilnahme verdient, und auch nicht, ob und inwieweit es noch empfindungsfähig ist. Das Leben als solches ist ihm heilig."

Damit wehrt er Bewertungen wie „lebenswert" und „nicht lebenswert" entschieden ab, ebenso der Fragestellung, ob z.B. Embryonen oder Föten empfindungsfähig sind oder nicht.

Der Europäische Gerichtshof für Menschenrechte hat am 8. Juli 2004 entschieden, dass der Fötus keine Person sei. Es sei keine Tötung gewesen, als ein Arzt aufgrund einer Verwechselung mit einer anderen Patientin (bei der eine Abtreibung vorgenommen werden sollte) den gesunden sechs Monate alten Fötus einer Frau abgetrieben hatte. Hier wurde also die Trennung zwischen Mensch und Person auf höchster juristischer Ebene gerechtfertigt.

Nach der Ethik der Ehrfurcht vor dem Leben verbietet sich jegliche Tötung und Verzweckung von frühem menschlichen Leben, also auch embryonaler Stammzellen, ebenso die aktive Tötung von Menschen am Lebensende, also aktive Sterbehilfe und ärztlich assistierter Suizid.

8. Abschließende Gedanken
Nach dem christlichen Menschenbild ist der Mensch Geschöpf Gottes, von Gott bedingungslos geliebt und angenommen. Das heißt: vor Gott muss ich nicht perfekt sein. Gleichzeitig haben wir eine Solidaritätspflicht gegenüber allen Mitmenschen. Einrichtungen der Behindertenunterstützung, deren Ziel die Anerkennung der Differenz unter den Menschen ist, sind auf einem guten Weg. Was uns heute als selbstverständliche

Einsicht erscheint, ist jedoch Resultat einer endlosen Kette von Irrtümern und schwerwiegenden Verstößen gegen elementare Menschenrechte. Stanislaw Jerzy Lec hat einmal gesagt „Der Mensch leidet an einer fatalen Spätzündung: Er begreift alles erst in der nächsten Generation." Hat es die Nachfolgegeneration der NS-Verbrechen begriffen? Schon Konfuzius stellte fest: „Der Mensch hat dreierlei Wege klug zu werden: erstens durch Nachdenken, zweitens durch Nachahmen – der ist der einfachste, und drittens durch Erfahrung – der ist der bitterste."

Leitende diakonischer Einrichtungen, die sich nach einem vorurteilsfreien gesellschaftlichen Umgang mit Menschen mit Behinderung sehnen, möchte ich an ein Zitat von Antoine de Saint Exupéry erinnern: „Wenn du ein Schiff bauen willst, so trommle nicht Leute zusammen, um Holz zu beschaffen, Werkzeuge vorzubereiten, Aufgaben zu verteilen und die Arbeit einzuteilen; sondern wecke in ihnen die Sehnsucht nach dem endlosen weiten Meer."

Schließen möchte ich mit den letzten Zeilen eines Gedichtes von Rosemarie Berster, einer Frau mit einer schweren körperlichen Behinderung, die vom Ambulanten Dienst der Evangelischen Stiftung Volmarstein begleitet wird, nachdem sie zuvor 35 Jahre in einem Wohnheim gelebt hat. Ihr täglicher Hilfebedarf ist enorm. Sie ist auch auf Hilfe beim Niederschreiben ihrer Gedichte angewiesen. Das gehört zur Normalität ihres Lebens. Das Gedicht erinnert an die „gelähmte Zunge" und trägt den Titel: Ich möchte ...[12]

„*O glücklich der, der singen, schreien, rufen kann*
und auch ganz selbstverständlich sprechen!
Ich kann nur stammeln
und liebe mein Leben dennoch."

1 So Ursula Lehr, frühere Gesundheits- und Familienministerin und Lehrstuhlinhaberin für Gerontologie der Universität Heidelberg.

2 Ausstellungskatalog „der (im)perfekte Mensch. vom recht auf unvollkommenheit" im Deutschen Hygiene-Museum, 20.12.2000 bis 12.8.2001, S. 160.

3 Quelleninventar zu NS-„Euthanasie"-Verbrechen im Internet seit 30.9.03: www.bundesarchiv.de.

4 Sonntagsblatt der Ev.-luth. Kirche in Bayern 1.2.1998.

5 Gertrudis Zimmermann, in: „Ohrenkuss ... da rein, da raus", November 1998.

6 Fredi Saal, Behinderung = Selbstgelebte Normalität. Überlegungen eines Betroffenen, in: Miteinander, 1/92.

7 „Schluss mit der Mutterideologie", Gespräch mit W.E.Fthenakis, in: zeitzeichen 4/2004.

8 Otto Speck, „Das Projekt der gentechnischen Optimierung menschlichen Lebens aus heilpädagogisch-ethischer Sicht", in: Annette Leonhardt (Hg.), Wie perfekt muß der Mensch sein?, München 2004.

9 Ders., op.cit., S.52.

10 Ingrid Genkel/Jens Müller-Kent, Leben werten? Theologische und philosphische Positionen zur Medizinethik, Göttingen 1998, S.134-139.

11 T.L. Beaucahmp, J.F. Childress, Principle of Biomedical Ethics, 1979, zitiert in: A.T.May, Autonomie und Fremdbestimmung bei medizinischen Entscheidungen für Nichteinwilligungsfähige, Münster 2000. Bei dem Georgetown-Mantra, benannt nach der katholischen Universität Georgetown (gegründet 1790 von Jesuiten) handelt es sich um Prinzipien mittlerer Ebene, d.h. sie haben weitreichende Allgemeingültigkeit.

12 Rosemarie Berster, Das Lächeln des Trompeters, Bielefeld 1997.

Ursula Röpell / Anette Niggemann

Zum Wohle des Kindes?
Wenn Menschen mit einer geistigen Behinderung Kinder bekommen

Wir erinnern uns: „Nichts über uns ohne uns" – so lautete das Motto des Europäischen Jahres der Menschen mit Behinderungen 2003.
  Diesen Leitspruch unterstützen wir natürlich, weil Selbstbestimmung längst Bestandteil unserer Konzepte und unseren Denkens geworden ist. Aber wie viel Selbstbestimmung sind wir bereit, zuzulassen? Wie sieht es aus, wenn es um selbstbestimmte Sexualität geht?
  Sicher, in den Wohneinrichtungen leben Frauen und Männer selbstverständlich zusammen, Paare können in Doppelzimmern wohnen, wenn sie dies wünschen. Und Kontaktanzeigen, in denen Partnerinnen und Partner gesucht werden, gehören längst zum Alltag. Das Thema Sexualität wird weitgehend nicht mehr tabuisiert und die Sexualfeindlichkeit der alten Diakonieanstalten gehört längst der Vergangenheit an.
  Was aber geschieht, wenn sich ein Paar oder eine Frau Kinder wünscht oder eine Frau, die in einer Wohnstätte lebt, schwanger ist? Kaum ein Thema wird in der Behindertenhilfe so kontrovers diskutiert wie die Elternschaft geistig behinderter Menschen. Kaum ein Thema lässt die Fachleute so ratlos und den Handlungs- und Orientierungsbedarf so groß erscheinen.
  Offensichtlich befinden wir uns in einem Dilemma: Ungeklärt ist, ob und wie sich die Themen Kinderwunsch und geistige Behinderung miteinander vereinbaren lassen. Sexuelle Selbstbestimmung wird immer selbstverständlicher und zunehmend akzeptiert – eine Mutter- oder Vaterschaft von Menschen mit geistiger Behinderung ist aber nur schwer vorstellbar.
  Allerdings hat sich die noch vor wenigen Jahrzehnten übliche generelle Ablehnung einer Elternschaft geistig behinderter Menschen dahingehend gewandelt, dass die Fragestellungen in die Diskussion rücken, ob und unter welchen Voraussetzungen die Elternschaft wahrgenommen werden kann und welche Unterstützungsbedarfe notwendig sind, um die Elternrolle verantwortlich ausfüllen zu können.
  Ohne Zweifel ist das Leben behinderter Menschen von besonderen körperlichen, geistigen und sozialen Einschränkungen geprägt, die ganz sicher komplexe Fragenstellungen aufwerfen. Wir werden jedoch heute einige Denkanstöße und Anregungen geben, von denen wir uns in einem anderen Rahmen eine Vertiefung wünschen.

1. Eine Situationsbeschreibung
Obwohl es eigentlich eine Selbstverständlichkeit ist, möchten wir darauf hinweisen, dass es weder **die** behinderte Frau noch **den** behinderten

Mann noch **die** behinderten Eltern gibt. Wenn wir über Elternschaft geistig behinderter Menschen sprechen, meinen wir Menschen, die eine leichtere Behinderung haben.

Der Großteil der Bevölkerung aber auch der Mitarbeiterschaft in den Einrichtungen geht davon aus, dass geistig behinderte Menschen nur in Ausnahmefällen Eltern werden können. Durch Umfragen bei den Bewohnerinnen und Bewohnern zeigt sich aber, dass sich das Selbstverständnis zum Thema Sexualität und zu Beziehungswünschen in den letzten Jahrzehnten grundlegend gewandelt hat. Der Wunsch nach Normalität, die Möglichkeit, Wünsche zu äußern und Forderungen zu stellen, greift auch in diesen Teil der Lebenswirklichkeit ein.

Ein Blick in die Vergangenheit zeigt in groben Zügen die folgende Entwicklung bis heute:

Die 70er Jahre
Man nahm eine kritische Haltung zu Partnerschaften von Menschen mit geistiger Behinderung ein und war der überwiegend der Meinung, Menschen mit geistiger Behinderung könnten auf keinen Fall die Funktion und die Aufgaben von Elternschaft übernehmen, da sie vom Normalen abweichende Bedürfnisse nach Sexualität, Partnerschaft und Geschlechtlichkeit hätten. Diese sei ihnen kein wirkliches Anliegen oder sie hätten ein übersteigertes Triebbedürfnis. Institutionell wurde Sexualität unterbunden oder verdrängt. Aber auch in dieser Zeit gab es Elternschaften, jedoch wurden die Kinder weitgehend zur Adoption freigegeben oder in der Einrichtung mitversorgt.

Die 80er Jahre
Die eklatanten Missstände der Lebensbedingungen der behinderten Menschen rückten in den Blickpunkt der Öffentlichkeit. Zunehmend setzte sich das Normalisierungsprinzip mit seiner Sichtweise auf Menschen mit Behinderungen durch. Es bildeten sich unterschiedliche Wohnformen und Betreuungsangebote heraus. Die Anerkennung der Selbstbestimmung umfasste auch die Sexualität. Das Thema Elternschaft blieb aber weiter tabuisiert

Die 90er Jahre
Das Betreuungsgesetz wurde 1992 verabschiedet und trug der Selbstbestimmung auch auf juristischer Ebene Rechnung. Es wurde ein generelles Verbot der Sterilisation ausgesprochen. Dadurch erhöhte sich die Möglichkeit einer Schwangerschaft. Eine Untersuchung zur Lebenssituation von geistig behinderten Menschen mit Kindern (Pixa-Kettner) im Jahre 1996 fand heraus, dass in etwa der Hälfte der befragten Einrichtungen 969 Elternschaften mit 1366 Kindern bekannt waren.

Konzepte zur Elternschaft wurden entwickelt und in der Fachöffentlichkeit diskutiert

Aktuelle Situation
Sexualität ist insgesamt in den Behinderteneinrichtungen kein Tabuthema mehr. Sexualpädagogische Inhalte sind Bestandteil der pädagogischen Konzepte und der Aufbau und die Begleitung von Partnerschaften gehören mit in das Aufgabenspektrum. Der Wunsch nach Eheschließungen muss nicht mehr erkämpft werden. Die Offenheit gegenüber diesen Themen relativiert sich aber da, wo ein Kinderwunsch geäußert wird.

Dieser kleinen Zeitreise, die nur einige Aspekte herausgegriffen hat, folgen empirische Daten. Diese basieren lediglich auf der bereits angesprochenen einzigen Untersuchung von Frau Professor Dr. Ursula Pixa-Kettner aus dem Jahr 1996:
- 1700 Fragebögen wurden an Einrichtungen verschickt.
- 670 Fragebögen kamen zurück.
- 30 Interviews wurden geführt.
- 292 positive Rückmeldungen gab es.
- Damit wurden 969 Elternschaften mit 1366 Kindern erfasst.
- Die Forschungsgruppe geht von 2500 Elternschaften aus.
- Wenn sich die Anzahl von Elternschaften weiter so erhöht wie in der Zeit der Befragung, müssen wir von einer weitaus höhern Anzahl ausgehen.

Die Wohnsituation der Elternteile:
- Ein Drittel lebt (mit oder ohne Betreuung) in einer eigenen Wohnung.
- Ein Viertel ist in einer Wohnstätte untergebracht.
- 13% leben bei ihren Angehörigen.
- Für 28% konnten keine eindeutigen Angaben gemacht werden.

Die Wohnsituation der Kinder:
- Fast die Hälfte lebt bei einem (14%) bzw. bei beiden (25%) Elternteilen.
- Ein Viertel ist entweder adoptiert oder lebt in Pflegefamilien.
- Ca. 8% sind innerhalb der Herkunftsfamilie herangewachsen.
- Die Wohnform des Kindes hängt häufig mit der Lebenssituation der Eltern zusammen. Wenn nur ein Elternteil, meistens die Mutter, in einer eigenen Wohnung lebt, wächst auch das Kind dort auf; lebt ein Elternteil im Heim oder in der Herkunftsfamilie, trifft diese Wohnform auch meistens auf die Kinder zu.

Die Betreuung selbst ist meistens nicht zufriedenstellend. Sie wird als unzureichend und bevormundend empfunden, wenngleich durchaus das Bewusstsein vorhanden ist, dass Hilfe benötigt wird. Der Eintritt in das Kindergarten- und Schulalter ist eine schwierige Phase, da nun intellektuelle Defizite deutlich zutage treten und Schwierigkeiten sich abzeichnen. Bei der Trennung zwischen Eltern und Kind wurden die Eltern längst nicht immer in den Entscheidungsprozess einbezogen und es gab keine Trennungsbegleitung. Mit entsprechenden Unterstützungsangeboten wären Trennungen möglicherweise vermeidbar gewesen.

Zurück zu unserer kleinen Zeitreise:
Vor 30 Jahren hat man geistig behinderten Menschen nicht zugetraut, dass sie in Schulen förderbar sind. Heute ist dies ein allgemein anerkannter Standard.

Vor 20 Jahren hat man nicht für möglich gehalten, dass geistig behinderte Menschen in Wohngemeinschaften und eigenen Wohnungen leben. Heute tun dies aber viele.

Vor wenigen Jahren wurden ihnen keine Partnerschaften und Sexualität zugetraut. Heute ist auch dies selbstverständlich.

Vielleicht ist auch das Zutrauen, dass Menschen mit Behinderung verantwortlich mit ihrem Kinderwunsch umgehen, eine Frage der gesellschaftlichen Entwicklung? Es scheint so, dass vielmehr als die eigentliche Behinderung die einschränkenden Lebensverhältnisse der Grund dafür sind, dass Menschen mit Behinderungen in ihren Entwicklungen behindert werden.

2. Gesetzliche Grundlagen

Wichtig ist ein Blick auf die rechtlichen Rahmenbedingungen, die häufig als ungeklärt empfunden werden und zu Verunsicherungen führen.

Rahmenbestimmungen der Vereinten Nationen für die Herstellung der Chancengleichheit für Menschen mit Behinderungen: „Bewohnerinnen und Bewohner haben ein uneingeschränktes Recht auf selbstbestimmte Sexualität und Elternschaft. Die Privatsphäre in den Einrichtungen ist weitestgehend zu respektieren und zu schützen."

Resolution der Generalversammlung der Vereinten Nationen, Bestimmung 9, Abs. 2 und 3, 20.12.1993: „Behinderten soll die Möglichkeit der Erfahrung ihrer Sexualität, sexuelle Beziehung sowie Elternschaft nicht vorenthalten werden. Die Staaten sollen Maßnahmen zur Änderung der in der Gesellschaft noch immer vorherrschenden negativen Einstellungen gegenüber der Ehe, Sexualität und Elternschaft Behinderter, insbesondere behinderter Mädchen und Frauen fördern."

Artikel 2, Abs. 1 GG ist auch für den sexuellen Bereich hervorzuheben: „Jeder hat das Recht auf die freie Entfaltung seiner Persönlichkeit, soweit er nicht die Rechte anderer verletzt und nicht gegen die verfassungsmäßige Ordnung oder das Sittengesetz verstößt."

Grundgesetz Artikel 6, Abs. 3: „Gegen den Willen der Erziehungsberechtigten dürfen Kinder nur auf Grund eines Gesetzes von der Familie getrennt werden, wenn die Erziehungsberechtigten versagten oder

wenn die Kinder aus anderen Gründen zu verwahrlosen drohen."
BGB § 1666a: „Maßnahmen, mit denen eine Trennung des Kindes von der elterlichen Familie verbunden ist, sind nur zulässige, wenn der Gefahr nicht auf andere Weise, auch nicht durch öffentliche Hilfen, begegnet werden kann."
Verfassung des Landes Brandenburg, Art. 10: „Jeder hat das Recht auf die freie Entfaltung seiner Persönlichkeit, soweit er nicht die Rechte anderer verletzt und nicht gegen die Verfassung und die ihr entsprechenden Gesetze verstößt." Art. 12, Abs. 2:"Niemand darf wegen ... seiner Behinderung ... bevorzugt oder benachteiligt werden."
Verfassung von Berlin, Artikel 11:
„Menschen mit Behinderungen dürfen nicht benachteiligt werden. Das Land ist verpflichtet, für die gleichwertigen Lebensbedingungen von Menschen mit und ohne Behinderung zu sorgen."

3. Die verschiedenen Sichtweisen

der Fachleute: Menschen mit Behinderung haben ein Recht auf Sexualität, sollten aber verhüten.

der Sozialpolitik: Elternschaften von Menschen mit Behinderung bringt einen erhöhten Hilfebedarf und Kosten mit sich. Menschen mit geistiger Behinderung erfüllen meist nicht die Voraussetzung einer verantwortlichen Elternschaft.

der Gesellschaft: Behinderte bekommen immer behinderte Kinder. Die Versorgung von behinderten Menschen kostet den Staat viel Geld. Frauen mit Behinderung können keine guten Mütter sein. Behinderte können Sex haben, aber keine Kinder.

Der Eltern mit einer geistigen Behinderung: Eltern mit Behinderung wollen gezielte Unterstützung, keine Einmischung oder Bevormundung. Menschen mit Behinderung wollen auch eine Familie haben. Kinder haben ist zu schwer.

4. Pädagogische Ansätze zur Unterstützung einer gelingenden Elternschaft
Das Motto bei der Arbeit mit geistig behinderten Eltern ist:
Begleiten statt Bevormunden.
Das bedeutet:
- Schwerpunkt ist eine ergebnisoffene Beratung vor und während einer Schwangerschaft
- Sexualpädagogische Alltagsbegleitung, Aufklärung
- Auseinandersetzung mit dem Thema Kinderwunsch

- ergebnisoffene Beratung während der Schwangerschaft
- Vorbereitung auf die Elternrolle
- Beantragung von Geldern und Regelung behördlicher Angelegenheiten
- Assistenz bei der Lebensgestaltung und beim Finden von Zukunftsperspektiven
- Aufbau eines Netzwerkes um das Kind bzw. die Familie herum
- Trennungsbegleitung als letzter Ausweg

Der Ansatz dieser Arbeit besteht darin, die Familie als System zu sehen. Die unterschiedlichen Bedürfnisse und die Verantwortung für die Familie müssen erkannt, den Eltern vermittelt und in den Alltag integriert werden, insbesondere die Bedürfnisse des Kindes, die Bedürfnisse der Eltern als eigenständige Person mit individuellen Ressourcen/Einschränkungen, die Paarbeziehung, die Familie als Ganzes.

Angewandte Methoden sind
- systemisch
- auf Augenhöhe
- sozialpädagogisch
- sozialarbeiterisch
- sexualpädagogisch
- menschlich (da sein, abholen)

5. Notwendige Voraussetzungen zur Unterstützung der Eltern/Mütter
Einen hohen Stellenwert bei der Annäherung an dieses Thema nimmt immer die Einzelfallbetrachtung ein, denn es kann keine einheitliche Lösung geben. Die Tendenz vieler Jugendämter, zum Wohle des Kindes zu agieren, indem sie Kinder in Pflegefamilien geben werden oder zur Adoption zuzuraten, soll in diesem Rahmen nicht näher erörtert werden – dies ist uns bekannt.

Wir wollen uns mit den Möglichkeiten, unter denen eine Elternschaft denkbar ist, auseinandersetzen. Wenn geistig behinderte Eltern oder Mütter sich entschlossen haben, ein Kind zu bekommen und die Verantwortung dafür zu übernehmen, sollten Hilfsangebote bereits während der Schwangerschaft greifen. Die Assistenz kann nicht erst mit der Geburt beginnen. Die Akzeptanz der Hilfsangebote durch die Eltern sind für den weiteren Verlauf entscheidend. Wesentlich ist eine gute emotionale Beziehung zwischen Eltern und Kind, in der die Eltern lernen, immer mehr Verantwortung zu übernehmen. Eine stabile Partnerschaft, in der gemeinsame Erziehungsziele und -stile vereinbart werden, unterstützen den Prozess positiv.

Entscheidend ist die gezielte Förderung des Kindes, die so früh wie möglich einsetzen sollte, in der Krippe oder bei einer Tagesmutter - zusammen mit anderen Kindern.

Die Rahmenbedingungen wie eine sichere Finanzierung, genügend Wohnraum und gute Kooperationsbeziehungen zwischen den Ämtern unterstützen einen gelungenen Erziehungsprozess.

Notwendig sind gut ausgebildete MitarbeiterInnen, die sozialarbeiterisch und sozialpädagogisch tätig sind und eine systemische Zusatzausbildung haben und deren Handeln von Empathie geprägt ist. Ein Bezugsbetreuermodell mit einer Co-Betreuung, in dem die Stellen möglichst paritätisch besetzt sind, schafft Kontinuität und Sicherheit.

Ständige Reflexionsbereitschaft und Hinterfragung der eigenen Rolle mit Unterstützung von Supervision und Fortbildung ist Voraussetzung für eine Assistenz durch die Fachleute.

6. Fazit

Die Entscheidung für oder gegen ein Kind ist eine sehr persönliche Entscheidung, die wir respektieren. Die Unterstützung bei einer realistischen Auseinandersetzung mit dem Kinderwunsch ist notwendig. Ziel der Beratungen liegt darin, den Menschen mit geistiger Behinderung die Dimensionen und Konsequenzen der Kindererziehung und der damit verbundenen Verantwortung zu verdeutlichen.

Sollten sich Eltern für ein Kind entscheiden, muss die Unterstützung gegeben werden, die nötig ist, um eine gelingende Elternschaft zu fördern.

Es dürfen an geistig behinderten Eltern keine höheren Erwartungen gestellt werden als an Eltern ohne Behinderung.

Ausgerichtet sein muss das Handeln immer am Wohle des Kindes, jedoch unter Einbeziehung der Eltern/des Elternteiles. Dazu gehört, dass, auch wenn das Kind aus der Familie herausgenommen werden muss, die Gründe des Handelns transparent gemacht und besprochen werden.

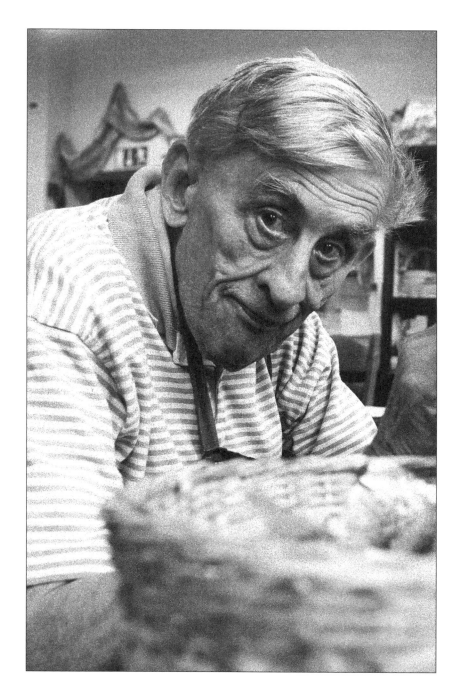

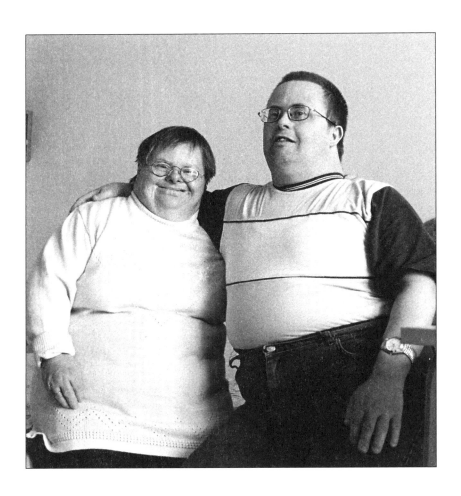

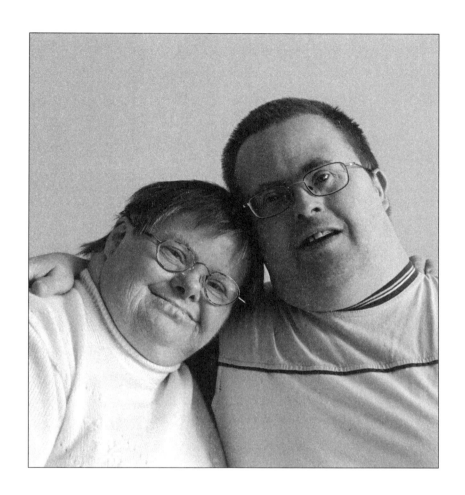

Impressum

Copyright 2005
Brandenburgische Landeszentrale
für politische Bildung

Herausgeber:
Brandenburgische Landeszentrale
für politische Bildung
und Hoffnungstaler Anstalten Lobetal

ISBN 3-932502-44-2

Fotos: Stefan Gloede

Gestaltung und Realisierung:
Bauersfeld Werbeagentur

Druck: Druckhaus Schöneweide, Berlin

Diese Veröffentlichung stellt
keine Meinungsäußerung der
Brandenburgischen Landeszentrale
für politische Bildung dar.
Für inhaltliche Aussagen tragen
die Autoren die Verantwortung.

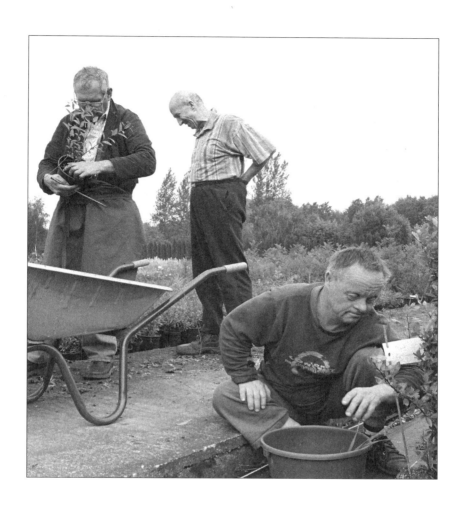